U0351943

新的睡眠科学与医学

A New Science and Medicine of Sleep

好睡

Sleep Well

杨定一 / 著　　陈梦怡 / 编

Jan Martel / 文献整理

华龄出版社

HUALING PRESS

图书在版编目（CIP）数据

好睡：新的睡眠科学与医学 / 杨定一著；陈梦怡
编 . -- 北京：华龄出版社，2019.12

ISBN 978-7-5169-1511-0

Ⅰ . ①好… Ⅱ . ①杨… ②陈… Ⅲ . ①睡眠—基本知
识 Ⅳ . ① R338.63

中国版本图书馆 CIP 数据核字 (2019) 第 292945 号

北京市版权局著作权合同登记号 图字：01-2021-2032 号

策划编辑	颉腾文化			
责任印制	李末圻		**责任编辑**	董 巍
书　　名	好睡：新的睡眠科学与医学		**作　　者**	[美] 杨定一
编　　者	陈梦怡		**文献整理**	Jan Martel
出　　版	华龄出版社 HUALING PRESS			
发　　行				
社　　址	北京市东城区安定门外大街甲 57 号		**邮　　编**	100011
发　　行	（010）58122255		**传　　真**	（010）84049572
承　　印	文畅阁印刷有限公司			
版　　次	2021 年 5 月第 1 版		**印　　次**	2022 年 8 月第 5 次印刷
规　　格	640mm×910mm		**开　　本**	1/16
印　　张	17		**字　　数**	210 千字
书　　号	978-7-5169-1511-0			
定　　价	75.00 元			

睡眠，可能是人类一生最容易被忽视的一部分。

我们每个人，从出生时几乎 24 小时都在睡觉，一直到临终，可能让睡眠占用一天的 1/4、1/3 甚至更多的时间。然而，很可惜的是，我们会重视睡眠，通常只是因为睡不着——失眠。

失眠，是每一个人早晚会有的困扰。我到今天，还没有遇到一个一生都没有失眠过的人。毕竟，每个人迟早都会遭遇一些生命的转变，要面对一些事情、压力或挑战，为此焦虑和烦恼。这些状况，都难免让我们至少有一段时间不太好睡，有时失眠，甚至是严重而长期的失眠。

失眠在现代的社会愈来愈普遍，或许就是我们生命的步调比较快——每个人都在一心多用，同一个时间要做好几件事，还要不断地抓多层面的信息。人类有史以来，可以说从来没有过这么快的步调，随时让每个人都觉得跟不上、不安、烦躁。

失眠，最多也只是反映这种快步调。

我认为最遗憾的是，严重失眠的族群，有年轻化的趋势。身心失衡，衍生长期的失眠。长期的失眠，又扩大身心的失衡，自然导致身心各式各样的错乱，而在肉体或心理的层面扩大成种种慢性的疾病。

这些，都是我们可以观察到的普遍现象，甚至我们自己已经亲身体会到。

我写这本书，当然是希望带来一些实用的建议，但愿你我在失眠的问题上，都有一个解答。

其实，针对失眠的问题，我很早就有一套做法，而且通过多年的验证，得到相当好的结果。后来，我在台北市成立"身心灵转化中心"，也不断证实这些方法的有效性。

通过这个中心，我接触到许多朋友。其中，失眠确实是最普遍的问题之一。而且很明显地，从失眠衍生出各式各样的困扰，例如躁郁和其他的退化。然而，基于过去累积的良好经验，我相当有把握，可以为这方面的问题带来一些帮助。

很有意思的是，我所带来的方法，虽然会被西医归纳成"非传统"——不是依赖药物来达到效果。但是，从我的角度，这些其实才是最传统的方法，都是古人留下来的宝藏。在现代的西医之前就存在，有效性经过千百年的验证，而且是不断重复的验证，才会流传到今天。

通过我个人的观察和实务经验，这些方法，只要愿意执行，可以很轻松地作为西医疗程的辅助，而会让既有的治疗更有效。

考虑到睡眠这个主题的重要性，我这次要分成两本书来进行。第一本，也就是《好睡》这本书，反映我多年来对睡眠的身心层面的理解。我想，是从十几岁开始，我就对睡眠这个主题相当感兴趣，不断地想从各种领域做一个全面的整合。后来，我见到数不完的朋友有睡眠的障碍，也当然会想帮助他们跨过这个障碍。于是，睡眠这个主题，自然成为一个专业上的追求。我心里相当明白，只要把缺乏睡眠的问题修正过来，很多生理的问题其实也跟着解决了。

我在《好睡》这本书中，还是会分享我对睡眠的医学与科学层面的理解。同时，我也希望将我个人的经验整理出来，作为一本非常务实的"好睡手册"。我相信，只要去应用，任何人都会很快获得好处。

我很早就知道，睡眠含着一把解开人生的钥匙。然而，身为一个科学家，我认为更应该先拿自己来测试，验证睡眠和意识转变有没有直接的关系，可不可能当作一个人生解脱最宝贵的工具。也很自然地，通过睡眠，我拿我个人做了几十年的实验。

希望通过《好睡》，可以在睡眠这个主题上，带来一个身心灵全面的观点。

《好睡》整体来看，和《不合理的快乐》在架构上有相通之处。毕竟，睡眠和快乐一样，是一个相当广泛的主题。不只是可以从意识层面着手，也已经累积了相当多科学层面的资料，而有必要做全面的资料搜集与整合。我请两位同事马奕安博士和陈梦怡共同参与这个作品，承担起这本书共同作者的工作。

马奕安博士（Dr. Jan Martel）是一位很优秀的生化博士，原本在加拿大魁北克法语区的 Université de Sherbrooke 就读。十几年前，他通过 email 跟我联系，希望能跟我一起做研究。当时，我已经从实验室的工作退休，不再指导学生。但是，他年轻人独有的诚恳与热情，竟然让我同意回到研究的领域，指导他进行纳米粒子的研究。十几年来，马奕安从一位研究新手，成为老练而成果丰硕的科学家，在纳米医学、免疫、微生物、中草药领域都得到了国际性的地位。一路看着他成长、茁壮，我既为他高兴，又为他感到光荣。

我在台湾地区谈睡眠这个主题，到现在也已经十几年了。近 7 年，我开始请马奕安帮我整理相关的素材和演讲的投影片。他在这个主题的科学和医学层面，已经是相当熟悉。就像我们之前合作《不合理的快乐》，马奕安也用了两年时间认真搜集资料，投入文献，反复梳理各个方面的论文和书籍。然而，《好睡》的取向，和《不合理的快乐》略有不同。这一次，通过他整理出来的完整数据，我体会到，科学的信息再多，并不是我在《好睡》所想表达的重点。尽管科学的发展很快，随时都有新的发现，但是，坦白讲，这些知识，对一个失眠的人，是没有帮助的。这就是知识的局限。

站在这样的基础上，我会用我的方式把睡眠的主题打开。

读者可能已经注意到，我另外请马奕安亲手绘制了《好睡》的许多插图。我相信每个人都可以从这些线条简单的插图体会到他纯朴的性格。大概不会有人相信，马奕安来台湾十几年，其实没有上过任何一堂正式的中文课。他对中文每个字、每个笔画的理解，都是自己在实验和研究之余一点一滴琢磨出来的。这种惊人的学习毅力，也是我觉得最不可思议的。

陈梦怡，跟我合作已经相当长一段时间。或许读者不知道，她从《真原医》还是零零星星的小册子开始，就已经在为我翻译。当时，这些小册子完全只是给周遭朋友的手记，可以成为畅销书，相信跟梦怡的翻译和文学能力脱不了关系。接下来，她又翻译了《静坐》。到"全部生命系列"开始时，我是在很深的宁静中口述，她不光是快速记下口述的内容，还同时帮我做整理，弥补我中文表达的不足。

现在回想，她过去在台湾大学追求各式各样的领域，光是从大学部到研究所，就从哲学转到植物学和动物学领域。后来，又去读了心理治疗。从这个过程，可以看出她不光是有一定的知识基础，而且兴趣是开放而广泛的，不会落在一个小角落钻研。我相信，这些背景刚好是写作"全部生命系列"最适当的搭配。让我能在很短的时间内带出一个又一个"全部生命系列"的作品，而有机会在这一生，将这个领域很快地告一段落。

可以这么说，要完成这本《好睡》，一个人都少不了。没有他们两位的投入，我根本不会想提笔，更不可能把它完成。虽然如此，为了文章的顺畅和表达上的直接，我还是采用第一人称来述说。相信这么安排，读者会感觉到比较亲切，也容易阅读。

最后，还是要提醒，对于睡眠这个主题，想要搜罗传统论点和最新科学研究的朋友，自然可以找到许多最新的著作去钻研。毕竟我写这本书的用意，并不是要进入最完整的睡眠科学，也不是在表达最先进的科学进展，最多是反映我个人对睡眠的理解和看法，包括实务上的解决方法。

好睡：新的睡眠科学与医学

这一点，相信与传统的睡眠书籍会完全不同。

同时，我也希望你带着轻松的心情来阅读《好睡》。在这本书，我还是会用科学和学术的语言来建立一个完整的基础。当然，我会用我自己的方法将它简化，尽量以轻松的口吻来表达。只是，万一有时候还是不够轻松明白，也希望你能谅解。其实没有哪个研究有绝对的重要性，也不可能帮我们解开失眠的问题。如果看不懂，不妨先搁着。改天换个心情再读，或许也就理解了。

重要的，是这本书所带出来的练习功课，这才是我真正想表达的。希望你能认真而有耐性地去练习，才能将这些话从理论的层面落入生活，与自己的生命真正结合。

肆 | 好呼吸，好好睡

好睡：新的睡眠科学与医学

壹

睡眠有多重要

我们一般人都不晓得，现代人的生活习惯，很难称得上正常或均衡。前面也提过，我们的五官随时都受到过度的刺激。我们要明白：再怎么去追求信息，还是需要适时踩刹车。倒不是不断地认为五官要受到愈多刺激才好，甚至还认为没有刺激就是无聊。

　　仔细观察，现代的社会，不光是人和人的互动加快，就连从电视、广播、各种媒体加上网络来的信息，都太多太快了，而且只会愈来愈快。这种速度，不光让我们跟不上，还带来一种负面的情绪刺激，可能让我们进一步反弹。

　　就连到了晚上，我们还是不肯消停。还要拿这没剩多少的休息时间，用各种信息刺激头脑，也难怪睡眠不会安稳。我们很难想象自己可以把一切摆到旁边，交给睡眠。

　　是我们自己把入睡的门槛提得太高，而没有给身体一点缓冲的时间去恢复。这一点，是我们在追求好睡之前，应该先了解的。

01
睡眠真的重要吗？

这个问题，表面看来很简单。但是，要正确回答，其实要从几个层面去探讨。

首先，最直接的回答，是从生理的层面，也就是——没有睡眠，会有怎样的影响？

这种从否定着手的提问方式，是绝大多数科学家和医师最喜欢的策略，也是最容易切入的。

过去几十年来，分子生物学和生物化学的进展，很大一部分是建立在——把一个基因剔除，看看生物体没有了这个基因的作用，是不是有什么后果。接下来，也就把观察到的后果当作这个基因的功能。我个人年轻的时候也喜欢用这种取向，而在免疫领域得到了相当大的突破。

确实，从这种角度，可以发现很多有趣的现象。

如果我没记错，最早约莫20世纪80年代晚期，美国芝加哥大学的科学家瑞赫夏芬（Allan Rechtschaffen）就开始用实验室的动物做了一些睡眠剥夺的实验，看看睡眠不足，对生物会有什么后果。

这类实验后来衍生出相当多的变化，我在这里只举出一种比较单纯的方法。不过，我要先跟你打个招呼，如果你刚好没睡饱，读到这些实验步骤，可能会对睡眠不足的痛苦，更加感同身受。

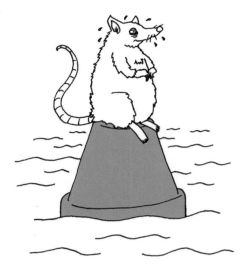

实验是这么做的：研究人员把花盆倒过来，浮在水上。露出来的花盆底部，大概只比水面高出一厘米，而宽度比老鼠的身体还短一些。我们可以想象，老鼠只要一个不小心，就可能会落到装满水的大水槽里。

然而，老鼠只要适应了，也就可以小心地守住这个小平台，不会掉下去，甚至还可以进入一点睡眠。但是，进入"快速动眼期"的睡眠，就不一样了。这个睡眠阶段的一个特色是，全身肌肉特别放松。一放松，老鼠就落到水里。水一淹到鼻子，无法呼吸，它也就醒过来了。

在这类实验受折腾的小动物，不只是老鼠，还有狗、猫和兔子等。如果是狗，看到狗想睡了，就带出去遛一遛。如果是其他笼子里的小动物，就在它快睡着时拍两下、逗弄尾巴和胡须、往笼子里扔东西、摇晃笼子、挪动它的窝，让它不能睡。或者让笼子前后晃动，动物为了平衡，只好不断地走来走去，当然也就睡不成了。

为了"人道"一点，有些实验会在大水槽里多放几个花盆，或者多放几只动物，让动物感觉压力小一点。当然，你也会想到，这样可以减少"压力"这个因素对于实验结果的干扰。

这么下来，最多大概两三个星期，这些被迫保持清醒的老鼠，皮肤开始出现伤口，而这些伤口很难愈合。同时，它们也出现各种压力反应，包括体温调控失灵、免疫异常，最后步向死亡。无论动物的大小，结果都是一样的。

到了讲究分子和基因的年代，也有科学家通过随机突变的方式，制造出各式各样的老鼠甚至果蝇，而从中筛选出总是想睡的或是几乎没有快速动眼睡眠的品种[1]。想通过这些动物去了解——睡太多或是不能做梦，究竟有什么影响。

读到这里，你可能已经开始同情这些小动物，为了满足人类对睡眠的好奇，要承受这些莫名其妙的待遇。你也可能会觉得科学家真是残忍。但是，类似的事，我们三位作者都做过。其实，早晚有一天都会后悔。但在当时，好像认为为了推动科学的进展，就算蒙着头，也要去做这种实验。

至于人类，如果被彻底剥夺睡眠，还活得下去吗？从现代的科学伦理来说，这种实验是不能进行的。然而，有一种很罕见的先天疾病"致死性家族失眠症"（fatal familial insomnia）可以让我们知道人完全不能睡的后果。

这种遗传疾病，多半要到中年才会发作。一个人本来好好的，突然再也无法入睡，原因是脑部的 prion 蛋白质出现了一个突变。这种基因的突变，估计全世界只有 40 个家族有，到目前为止，也只记录了大概 100 个病例。虽然说是遗传疾病，然而我们也不能排除正常基因自己突变的可能。真要说下去，每个人都可能出现这种疾病的。

第一个"致死性家族失眠症"的病例，出现在 1765 年。意大利威尼斯的一位男士，突然之间再也睡不着。一开始，也就是我们都可以想象的失眠。连续失眠几个星期，患者开始神志不清、出现错觉和妄想、恐

---

[1] Funato, Hiromasa, *et al.* "Forward-genetics analysis of sleep in randomly mutagenized mice." *Nature* 539.7629 (2016): 378.

慌和各种恐惧症发作，甚至失智。一般的情况下，发病后，可能几个月内就会死亡。

当然，这种疾病是极端的情况。那么，我们一般人又是如何呢？

你可能还记得我在《不合理的快乐》中提过一种长期的纵贯研究——守住一个可以清楚衡量的因素，找一群人进行长时间的追踪观察，就可以用统计方法去分析哪些疾病和这个因素有关。对从事医学研究的人而言，这些相关性非但对临床治疗是重要的线索，也是提升个人影响力的机会。一般人大概不知道，医学研究的样本数愈大，就可以发表在更好的期刊，以后才有机会得到更多的注意和支持。

通过各种大小规模的纵贯研究，科学家发现了不少我们每个人都知道的常识：一般人如果睡不够，当然会累。各种相关性的研究也发现，几乎每个部位的慢性病都和睡眠不足有关。睡不够的人，不只是容易有心血管循环和代谢异常的疾病，像是心脏病、中风、糖尿病、肥胖，精神层面也容易受影响。举例来说，抑郁症、失智、阿尔兹海默病，多少都被认为跟睡眠不足有关。

从这些研究结果，科学家自然会得出这样的结论：睡眠不足，不光会减损生活质量，长期下来，难免会缩短寿命。

这些研究，是去探讨睡眠不足所导致的致命或异常，也有相当多研究去探讨睡眠所影响的"正常"。举例来说，科学家也会去探讨睡眠和学习、记忆、创意、心情、快乐之间的关联。

这些研究，最多也只是在表达——睡眠，甚至比吃饭还更重要。

我过去在《真原医》常引用一句名言，大家都认为是西方医学之父希波克拉底所说的"让食物成为良药"（Let food be thy medicine and medicine be thy food.）。在这里，我要强调的是——让睡眠，成为良药。睡眠，本身就是你我最好的疗愈。

睡眠的重要性和恢复力，其实倒不需要科学研究才能让我们明白，而是每个人自己都体验过的。任何人只要一个晚上没睡好，都会感到不对劲，容易烦躁，坐立难安。如果能很快地补眠，这些不爽快也就自然消失。

但是，科学最可爱的地方，也就是要把这些我们认为再明白不过的常识，都通过妥当的实验设计来检验，还要发表一篇又一篇的论文，来证明我们本来就知道，再明白不过的事实。

当然，在睡眠的领域，也有些发现，并不是那么直截了当。举例来说，我们真的需要睡足 8 小时吗？是不是需要一次连续睡上多长时间，才算正常？假如需要那么多睡眠，那么，睡愈多，是不是对慢性病、健康、寿命都有好的影响？我们需不需要用药物来帮助入睡？

所有这些问题的答案，都是——不一定。

这一点，我在这本书会特别点出来。在睡眠的世界，有些事实，跟我们一般的想法其实并不吻合，甚至是完全颠倒的。相信你读下去，也会觉得相当有意思。

另外，我还是要做一个提醒，前面提到睡眠剥夺的作用，包括死亡率，是每本认真探讨睡眠的书都会谈到的。但是，我希望你不要过度放大它的重要性，而给自己带来不必要的恐惧。

仔细想想，假如我们一生 1/3 的时间都在睡觉，那么，睡眠不可能没有重要性。把睡眠完全取消，也只可能产生负面的影响。然而，不光睡眠，喝水、吃饭、排泄……任何基本的生理功能，也只是如此。这些实例最多只是反映了极端的情况，而我们其实不需要赋予过多的代表性。

反过来，通过《好睡》这本书，我想要表达的是——我们一般人所认为的失眠，其实从我的角度，是一个正常而必须要的变化和经过，是我们每个人早晚都会有的。相对的，我们可以采用更轻松的角度来看待。

这种对失眠的不同看法，我认为相当重要。假如希望彻底改善失眠，我们必须从这本书开始，也就是现在，就将这种看法建立起来。

▰▰▰ 有用的几个重点：

- 现代生理科学最可爱的一种观点是，假如动物都需要睡眠，我们当然也需要好好睡。你认为呢？

- 长期睡眠不足，确实对健康和身心都有负面影响，不光影响生理运作，还容易让人心情不好。

- 用正确的角度来看待，睡眠，可以是很好的疗愈。

- 然而，无论失眠还是睡眠，都是每个人早晚会经历到的变化。我们不至于非把失眠当作唯一重要的问题不可，而带给自己不必要的压力。

02

要睡多少才够？

前一章提到几个和睡眠有关的问题，我认为相当重要，值得好好探讨。像是，我们真的需要睡足 8 小时吗？睡愈多，是不是对慢性病、健康、寿命都有好的影响？需不需要用药物来帮助入睡？

我们的第一个迷思是：人一定要睡 8 小时以上才可以健康，甚至长寿。

很早就有科学家发现，这种说法并不符合事实。

早在 1959—1960 年间，美国癌症协会的一项癌症预防普查就发现，睡不到 4 小时的人，比起睡 7—8 小时的人，在 6 年内离开人间的概率是 2.8 倍[1]。这一点，只是再次确认了前一章从动物实验以及人类致死性家族失眠症所得到的结论——一个人睡不饱，长期下来，对身体一定有伤害。然而，你想不到的是，同一个研究也指出来，如果再多睡一点，睡超过 10 小时，一样地，在 6 年内过世的概率是 1.8 倍。

我们一般会认为，难道不是睡得愈多愈好吗？然而，从这个研究的

---

① Kripke, Daniel F., *et al.* "Short and long sleep and sleeping pills: is increased mortality associated?." *Archives of General Psychiatry* 36.1 (1979): 103–116.

结果来看，睡眠，并不绝对是愈多愈好。

后来，1965 年开始，伯克利大学的人口研究室（Human Population Laboratory）对加州旧金山湾阿拉米达市（Alameda）近 7000 名居民做了一项长期追踪的研究，也得到了类似的结果。他们观察到，比起睡超过 10 小时的人，睡 7—8 小时的人，健康状况通常比较好[1]。接下来，人口研究室再请这个小镇的居民自己记录通常睡多少小时、有无睡眠问题、年龄、性别、健康状况。再继续追踪 9 年，进一步搜集与死亡相关的数据，包括死因和死亡率[2]。

这类预先规划的长期追踪研究，最出名的也就是我在《不合理的快乐》提过的弗雷明翰研究（Framingham study），针对一个小镇的居民观察各种因素和心血管疾病的关系，时间长达几十年。甚至到现在，最初受试者的第二、三代还在参与这个研究。

这种大规模的小区性研究，除了收集数据的时间更长，还可以探究医院门诊搜集不到的社会关系和健康的相关，并且顺便深入挖掘各种趋势或疾病的基本资料。无论这些资料相关或不相关，只要搜集得够多够久，总有些趋势会浮现。

长期的死亡率就是一个例子。尽管研究人员不会开口跟这些居民说："我想邀请你参加这个研究，看你还有多久会死亡？"但是，只要追踪够久，存活率、死亡率、寿命这些数据，也就自然浮出来了。不过，观察和记录的时间是愈久愈好。毕竟现代人都相当长寿，如果追踪的时间不够久，根本无法区分不同组死亡率的差异。

当然，这种研究本身其实隐含着另一个问题——有些现象虽然同时

---

[1] Belloc, Nedra B., and Lester Breslow. "Relationship of physical health status and health practices." *Preventive Medicine* 1.3 (1972): 409−421.

[2] Wingard, Deborah L., and Lisa F. Berkman. "Mortality risk associated with sleeping patterns among adults." *Sleep* 6.2 (1983): 102−107.

好睡：新的睡眠科学与医学

出现，在统计上看起来也有相关，但是，我们不见得能说是这个现象导致那个现象。这是我们在解释这些研究的结论时，要特别小心的。

谈到这里，你可能想问，为什么要特别调查这个小镇？是不是阿拉米达这个小镇的居民特别健康？还是有什么特别的疾病？

以现代社会的高流动性来说，阿拉米达是相当稳定的一个群体。这种要追踪 9 年以上的研究，一般都难免遇到搬家、外出工作等原因而从此失联的困难。然而，这个研究因为失去联系而缺漏资料的比例，只有 3%。这种稳定，对于一个长期追踪的研究，是相当重要的。此外，方便或许也是一个原因。如果我们打开地图，看看这个小镇的位置，会发现它离旧金山医学院、斯坦福、伯克利各个大学都不远。而这个研究，是由伯克利大学的人口研究室所进行的。

后来到了 1983 年，科学家才提出分析，探讨性别、睡眠时间和死亡率的关系。我在这里特别做成图表，让你可以看得更清楚。

就像以下这张图所显示的，无论男女，睡眠时间在 7—8 小时的组，9 年累积死亡率最低。然而，如果睡不到 6 小时，死亡率就提高了。

睡眠时间和死亡率的关系

经牛津大学出版社（Oxford University Press）许可，重制自 Wingard DL *et al.* (1983) Mortality risk associated with sleeping patterns among adults. *Sleep* 6: 102-7.

举例来说，睡眠时间在 7—8 小时的男性，9 年的累积死亡率是 8.2%，但睡眠不足 6 小时的死亡率则接近 14.8%；睡眠时间在 7—8 小时的女性，9 年死亡率是 5.6%，而睡不够 6 小时的女性，死亡率可以达到 9.0%。

当然，这样的结果还符合我们一般的预期——睡得不够，也就不健康，甚至可能影响寿命。但是，出乎意料的是，无论男女，睡眠超过 9 小时的组，反而死亡率还比睡 7—8 小时的更高。

我过去注意到，一般谈睡眠的专业书籍，都喜欢拿类似的数据来佐证睡眠的重要性，而进一步强调一个人要睡得刚刚好，不能太多，也不能太少。然而，我一直不断提醒，生命（包括寿命）本身是一个多变量的现象，不可能将整体浓缩到一个单一的层面或因素，而还想用这单一的因素来衡量寿命。

仔细观察，我们的生命也是多层面的。我才会通过《真原医》强调，不光我们有一个身心的多层面，就连在身体也还有化学、结构、生理、代谢……的层面，倒不是单一个层面就可以解释全部。

而且，睡眠时间本身也并不是一个单一的因素，而是综合了工作时间、生活习惯、个人的健康或疾病的结果。比如说睡不到 5 小时的人，可能有过度紧张的性格，也可能是有不良的生活习惯，例如喝太多咖啡、抽太多烟或使用其他刺激性的物质。睡得太多的人，也可能反映了身体其他的状况。这一切，都可能。

我也发现，这类大规模的普查所得到的结论，往往有很大的解释空间。甚至，针对同一个主题，可能有不同的结果。我在《不合理的快乐》提过一个例子：有一篇 2016 年在英国出名的医学期刊《刺胳针》（*The Lancet*）发表的研究，认为快不快乐和死亡率无关。这个结论，不光是和其他研究都不同，和事实也是颠倒的。

谈这些，也只是要提醒我们自己，如果只看单一因素，所得到的任何结论，都可能失之武断，甚至可能误导。

讲到这里，我再举一个实例。

对医学研究稍有认识的朋友，都知道《新英格兰医学期刊》（*The New England Journal of Medicine*）。这是由麻省医学会所主持的专业期刊，而这个学会的主要人物都是哈佛医学院的精英。

1981 年，《新英格兰医学期刊》刊登了一个研究，哈佛公共卫生学院流行病学系的专家认为喝咖啡会引发胰脏的肿瘤[1]。这个结论相当惊人。大家都说原物料市场有两种"黑金"（black gold），一是原油，另一个就是美国人日常生活不可或缺的咖啡。这个研究在 1981 年 3 月刊出，经过媒体不断扩大和辩论，到 1981 年 6 月，咖啡豆的价格跌到谷底。真没想到，一份医学论文竟然可能造出那么大的心理冲击。

记得当时我的第一个反应是——凭着这点证据，断定喝咖啡和胰脏肿瘤的关系，可能太牵强了。那时候，我还和纽约洛克菲勒大学的许多同学和同事争辩起来。我的同学和同事当然会觉得，那么出名又有影响力的期刊，不可能轻易让一个错误的研究发表。然而，1982 年 4 月，《新英格兰医学期刊》又刊出了一封通讯，指出喝咖啡和胰脏肿瘤之间没有相关[2]。

你可能不会相信，这个主题，隔了三十多年，还有人不断地重复。有些统计甚至提出相反的结论，认为喝咖啡愈多，罹患胰脏肿瘤的概率反而愈低。

后来，大家也更小心。特别是对于人体这种复杂系统的研究，要如何看待单一因素的影响力，更是应该格外谨慎。这类争议也刺激了统计

---

[1]　MacMahon, Brian, *et al*. "Coffee and cancer of the pancreas." *The New England Journal of Medicine* 304.11 (1981): 630−633.

[2]　Goldstein, H. R. "No association found between coffee and cancer of the pancreas." *The New England Journal of Medicine* 306.16 (1982): 997.

专家，不断去完善综合分析的方法。

回到睡眠和寿命，是不是真的睡 7—8 小时最好？后来也有研究再继续深入下去。比如说，2011 年，加州大学圣地亚哥分校的科学家在《睡眠医学》（Sleep Medicine）发表了另一个研究。他们请几百位平均年龄接近 70 岁的女士配合参与，采用的不是每个人自己记录的睡眠时间，而是用"腕动计"（actigraphy）做一个比较客观的睡眠评估。再继续追踪她们接下来的健康状况，时间长达 14 年。

腕动计是一种像手表的简单设备，通常是佩戴在手腕上，记录手腕的动静。毕竟人如果睡着了，手腕几乎不会有什么动作。结果发现，睡不到 5 小时的人，累积存活率是最低的 61%，而睡超过 6.5 小时的人累积存活率是 78%，睡眠时间在 6—6.5 小时的人，最后还有 90% 活着[1]。

做出来的结果，因为采用腕动计的数据，在睡眠时间的评估上，比前面阿拉米达普查所得到的时间短。假如不去仔细探究方法的不同，我们也会自然以为睡 6—6.5 小时是最理想的，而不是过去研究得出的 7—8 小时。

然而，无论应该睡 6—6.5 小时，还是应该睡 7—8 小时，从我的角度来看，都没有任何代表性。最多，我们只能总结，大多数的研究都会发现，睡不饱，长期会伤害身体。但是，什么是睡饱、睡不饱，这个范围是相当大的。对睡眠的需求，是人人不同。

我会提这些，不是要泼这些研究的冷水，毕竟这些研究本身的效度都经过检验。最多，只是想提醒，这些数据都只能做个参考，毕竟每个人的情况都不一样，倒没有一个统一的标准可以谈的。

---

[1]　Kripke, Daniel F., *et al*. "Mortality related to actigraphic long and short sleep." *Sleep Medicine* 12.1 (2011): 28–33.

好睡：新的睡眠科学与医学

▄▄▄▄ 有用的几个重点:

- 不一定要睡满8小时,睡得多,也不见得完全是好事。

- 长期观察发现,睡太少的人,死亡率高;而睡得太多,死亡率也会上升。但是,别忘了,我们不能因为两个现象刚好一起出现,就认为它们有绝对的关系。睡眠也是一样,即使和寿命真的有关联,也只是很多可能中的一个。我们不可能只用睡眠来解释一个人的寿命。

- 生命,是多种层面的组合。生命的现象,包括我们健不健康、快不快乐,也不能只拿一个原因来解释。这个原则,是我们进一步体会睡眠之前,要记住的。

练习 1　对失眠的观念做一个彻底的转变

从这一章开始，我希望进入实务的层面，也就是这本书所称的"练习"。你会发现，有些练习是通过身体的"动"去调整，有些则是在念头或观念的层面做一个彻底的反转。

在我过去的经验中，失眠是一个全面的现象。如果我们全心投入，用整个身心来面对，甚至是经历整顿或转变，失眠也就跟着消失了，而且是轻轻松松，自然解开。

我个人认为这才是这本书的贡献。真正重要的，倒不是引用多少文献或专家的看法。一不小心，这些数据和信息反而给失眠的朋友造成负担。甚至，就连本来睡得很好的朋友，也可能觉得不安心。

然而，为了整合睡眠的主观和客观层面，带来真正全面的解答，我还是会从科学和医学的基础出发，一步步打开失眠这个主题。

在这里，我想提出第一个练习，让我们一起来进行，也就是一种观念上的转变——没有一样事情，有绝对的重要性。

没有一句话、一件事、一个观念、一个理念、一个结论、一个判断……有绝对的重要性。

这几句话，已经包括"全部生命系列"所有想表达的重点。

面对失眠，也只是如此。

从我个人的看法，失眠最多只是一种生理转变，是我们每个人早晚都要面对的。假如把它当作重大的问题，它就自然是一个大问题。把它看淡，问题也就淡化了，甚至消失。

好睡：新的睡眠科学与医学

这个人间，没有任何事有绝对的价值或意义。一切，最多只是一个现象。而任何现象，都离不开我们每个人的头脑。包括好睡，包括失眠，也都是头脑投射出来的。

假如我们可以接受这一点，自然会发现失眠的问题并不像我们想的那么可怕或严重。接下来，也没有什么非要做不可的。甚至，我们这一生所遇到的——无论表面上多么严重，多么残忍，多刺激，多有挑战性，带来多大的考验——没有一件事，会有绝对的重要性。

不把任何问题（包括任何"重大"的危机）当成过不了的槛，它也就自己消失了。即使什么都不做，它早晚也会自然消失。但是，如果我们将心思不断集中在上面，去想，去烦恼，就像在火上浇油，不但会延续这个情况，还可能让问题扩大、恶化。

假如你能接受这几句话，其实你失眠的问题已经解决了一半。不只如此，就连人生的各种问题也解决了一大半。对你，这第一个练习也是最重要的。

这几句话——没有一样事情，有绝对的重要性。没有一句话、一件事、一个观念、一个理念、一个结论、一个判断……有绝对的重要性——希望你能放在心里，重复再重复。一早起床，就读出来，用心去体会。整天，随时拿来提醒自己，像咒语一样。即使夜里失眠，也一样拿来不断提醒自己。

提醒什么？提醒自己——失眠本身也没有什么绝对的重要性。

失眠，要来，就让它来吧。

我现在没办法睡，一样地，也没有什么事。我也可以接受它。而我可以无条件地接受它。

再怎么失眠，最多也只是失眠。

所以，又怎样呢？

用这种方法，看可不可以调心。

试试看，就这么简单，你已经踏出第一步。

这第一步，不只是化解失眠的问题，更是这一生种种困境的解答。这本身，比失眠不失眠远远更重要。

最后，通过失眠这个题目，我不光是希望，而且是相当有把握能将你我失眠的问题做一个调整，而把你我真正的自己、真正的身份找回来。

这，其实才是我写《好睡》这本书的用心。

03

每个人从小到大都要睡得一样久吗？

回到睡眠的主题，我通常会参考美国"国家睡眠基金会"（National Sleep Foundation）的睡眠健康推广资料。它提出的准则比较中肯，除了会指出每个人的睡眠需求确实不同，也会建议一个睡眠时间的大致范围，让一般人有一个可以参考的基准。

我们本来也就知道，年纪愈大，睡眠需要愈少。美国国家睡眠基金会整理出一份相当有趣的数据[1]，依照年龄，来看你我睡眠的需求。

比如说，刚出生的小婴儿，可能大多数时间在睡觉，醒醒睡睡可以睡上 14—17 小时。3 个月后，大概要睡上 12—15 小时。一直到 13 岁前，都还需要睡满 9—11 小时。青春期的孩子也还需要 8—10 小时的睡眠。

相信我们都还记得，小时候，是永远睡不够的。而且，也叫不醒。

不过，随着身体成熟，一个人需要的睡眠量会逐步减少。等到 18 岁以上，自然减到 7—9 小时。超过 65 岁，一天的睡眠需要量是 7—8 小时。甚至，我们都认识很多老人家睡不到 6 小时。有些人，4—5 小时就够了。

---

[1]　Hirshkowitz, Max, *et al.* "National Sleep Foundation's sleep time duration recommendations: methodology and results summary." *Sleep Health* 1.1 (2015): 40–43.

各年龄层睡眠时间建议

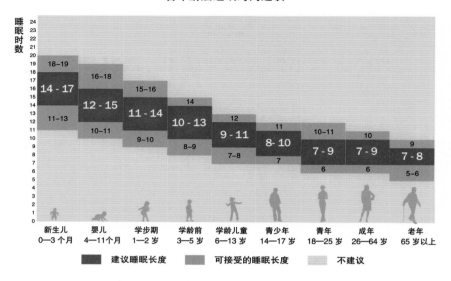

也就是说，如果我们把范围扩大一些，自然会发现，年龄愈大，需要的睡眠时间愈少。就睡眠而言，其实没有一套统一的标准。我指的是，每个人一生适用到底的"标准"。

有一件事，值得拿出来提醒。从台湾地区的统计数字可以发现，60岁以上的高龄族群，只要就医，几乎3成到4成会得到安眠药的处方[①]。当然，这个族群可能有各种生理上的因素，而需要药物的协助来增加睡眠。然而，值得留意的是，从上面的数据，我们知道年纪大的朋友，睡眠需求量减少是自然的现象。那么，对于高龄的朋友，是不是真的需要为了增加睡眠时数而长期用药？甚至去承受药物可能的副作用？这些都值得探讨。

从我个人的角度来说，如果是为了短期的安眠，药物当然有它的益处，但并不适合长期使用。这一点，我之后会再做进一步的说明。

我在这里还要提醒，关于医学和健康，一般人通常会认为只要是出

---

① 台湾卫生福利事务主管部门委托研究计划的统计数据。

好睡：新的睡眠科学与医学

自研究机构的文章，或是带上几个科学的字眼，就是可以采用的建议。然而，从研究的角度来说，既然睡眠长短对不同年龄层的冲击不见得相当，如果没有仔细平衡年纪所造成的影响，所得出的结论也不见得正确。

别忘了，无论从我们个人的观察，或是更大规模的调查，都发现睡眠的需求和年龄有关的现象。那么，任何和睡眠有关的建议，都应该要评估和自己年龄甚至生活形态的相关性，再来采用。此外，任何医学的研究，都免不了要处理很多变量。前面也提过，两个现象一起出现，不见得彼此有因果关系。无论传播知识还是吸取建议，我还是要提醒大家，都要冷静思考，仔细体会，不要太武断得出结论。

▰ 有用的几个重点：

- 该睡多久，其实没有一套统一的标准。甚至，同一个人，不同的阶段，需要的睡眠时间也不同。

- 年纪大的人睡得少，不见得是一个医疗的"问题"。理解自己的现况和真正的需求，或许是更重要的。

- 要采用任何与睡眠有关的科学发现之前，我们也要评估自己的年龄、生活习惯等种种因素，不要急于判断。

- 睡眠多或少，其实从别人或客观的角度来谈，怎么谈，对自己都不重要。最重要的，还是自己觉得有没有睡饱，有没有休息到的满足，这才是关键。

练习 2 失眠，不是问题

我可以接受，完全接受，彻底接受我目前睡眠的状况，包括失眠。

将这几句话放在心里，对自己重复再重复。你会发现，这个练习，最多也只是前一个练习的延续，只是更集中在睡眠。

我们不光是告诉自己（你也可以把它称为"洗脑"）——失眠没有绝对的重要性，而且还要通过每一个层面，来彻底领悟到这句话。也就是说，不光是在逻辑上建立这样的想法，而且还要通过我们的感受，让每一个细胞完全体会到这句话的重要性。

我们也可以提醒自己，想想小时候，绝对没有睡眠的问题。只是，一路走来，年纪愈大，睡眠愈少。同时，我们心里的负担也愈重。睡眠少，是我们人生种种层面的结果，倒不是人生样样问题的起因。

这跟我们的健康是同一个道理，假如我们饮食不均衡，心里的负担重，随时都忧郁，又完全不重视生活习惯，那么，最后的不健康，也只是不得不的结果。

另外，我们年纪大，睡眠的需要自然减少。这一点，值得好好放在心里，也就可以接受这理所当然的变化。

我要再一次强调，不把失眠当作问题，它也自然不是问题。

我也要再一次强调——如果可以完全接受失眠，我们本来认为的问题，也就解答了一半。

我们假如可以接受这几句话，就是一夜没有睡好，自然发现第二天还是可以很清醒地做事。本来隔天会很疲倦，心里不安，感觉没有活力。但是，我们改变了想法，也就会突然明白，心里预设的累，其实大多是自己通过念头所造出来的。

即使白天确实很疲劳，也可以休息几分钟，不把它当成多严重的一回事，而最多只是符合身体的需要，做当下的调整。

我当然明白，这些提醒，完全不同于一般对睡眠的专业建议。但是，最不可思议的是，我也确实看到上千位朋友，通过这种方法，自然走出来。我还是希望你我都试试看，拿自己的身体和睡眠，来验证这几句话的正确性。

回到这个练习，只要我们睡醒了或三更半夜睡不着，也只是重复这几句话——

我可以接受，完全接受，彻底接受我目前睡眠的状况，包括失眠。

练习久了，你会发现可以接受的范围也扩大了，不光可以接受眼前的失眠，而可以接受一切。习惯了，这句话也就可以缩短——

我可以接受，完全接受，彻底接受我目前的状况。

你会发现它很好用，会是你一天下来最亲密的万灵丹。让你这一生有机会轻轻松松彻底走出来，而不只是解答失眠的困扰。

一般比较严谨的睡眠专书，都会去汇总睡眠的机制和理论。在这里，我要再一次强调，这本书不是为了汇总睡眠的理论而写的。毕竟这些知识和理论，无论第一次读到时多么新鲜、多么完整，只要过一阵子，经过再进一步的验证，也就可能被推翻了。然而，我很有信心，《好睡》带来的练习是永远不会过时的。这些练习，和人间累积的知识不相关。

我会继续多谈一点和睡眠相关的各种说法，帮助你我面对睡眠。然而，最重要的是——你现在就下一个决心，要采用这里所讲的练习。把自己当作一个科学家，点点滴滴去亲自测试这些方法的正确性。不这么做的话，任何书、任何睡眠的建议，不可能会有什么帮助。

04

面对睡眠，人体有很大的弹性

　　人类是好奇的动物，只要可以研究，就绝对不会放过。既然我们提到，睡眠的需求可以多也可以少，而且每个年龄的需求都不同，我们自然会想问："少，可以少到什么地步？"针对睡眠的长短，我们也就想知道——一个人最长可以几天不睡觉？

　　1959 年，美国纽约有一位电台主持人特里普（Peter Tripp）在纽约时代广场的一个透明的玻璃屋里，由媒体和医生守着，连续 201 小时（8 天又 9 小时）不睡觉。持续 3 天不睡之后，他开始出现各种幻觉。最后 66 小时，是靠药物支撑过去的。实验结束后，他倒头大睡整整 13 小时。

　　1964 年，美国加州一位 17 岁的高中生嘉德纳（Randy Gardner）在斯坦福大学有名的睡眠专家德门特（William Dement）的观察下，连续 264 小时，也就是整整 11 天不睡觉。4 天后，他开始出现妄想症状，把一个路牌当成了人。11 天后，他无法进行简单的减法，也变得比较情绪化，心情容易不好。实验结束后，他睡了差不多 15 小时。再隔天，又睡了 10.5 小时。再调适几天，也就恢复了正常。

许多朋友都听过"吉尼斯世界纪录"，这些纪录会发表在每年出版的《吉尼斯世界纪录大全》（*Guinness World Records*）。这本书的发行量相当惊人，到现在已经超过一亿本。目前数据库里有 3 万项各式各样的世界纪录，但由于篇幅有限，每年只能刊出大约 4000 项。

如果我们想打破一项吉尼斯世界纪录，或是创建一种新的项目，都可以免费申请。不过，每年有几万人想打破各种世界纪录，光是初审大概要等上 3 个月。有些项目，吉尼斯世界纪录的机构会派认证官到现场见证。通过认证的人，可以当场获得证书。

嘉德纳的实验，因为错过申请日而没有进入吉尼斯世界纪录。然而，他的实例因为有德门特完整的纪录，在睡眠研究的圈子里相当出名。

嘉德纳的纪录没多久就被另外两位年轻人打破。最后一位因为不睡觉而进入吉尼斯世界纪录的实例是在 1977 年，英国的韦斯顿（Maureen Weston）在参加摇椅马拉松时，在摇椅上晃了超过 18 天，破纪录的 449 小时没睡。虽然到比赛结束时，她一样出现幻觉，不过后续并没有长期的影响。

这些实例，通常用来说明睡眠不足并不会对人体造成什么严重的后果。但是，毕竟这些实例没有很严谨的追踪，也不能等同于每个人的状况。

唯一一个似乎有不良影响的是特里普，在 201 小时不睡之后，他有好长一段时间陷入一种心理上的困扰，认为自己是冒牌的特里普。但是，以他的生活方式来看，很难说是那次的睡眠不足所导致，还是有药物或其他因素的影响。

我会提这些纪录，倒不是要你我用这种方式去虐待自己、伤害身体，好去创造下一个世界纪录。而且，据我了解，吉尼斯世界纪录在 1989 年后已经将不睡觉的纪录从数据库移除，也不再接受申请。毕竟为了达到这些纪录，可能造成一个人健康的伤害。

睡眠，跟我们人体的其他机能一样，看来有相当大的弹性。我记得过去讲过，人体的可塑性相当大。这种可塑性，讲的还不光是脑神经再生的可塑性。也包括类似胎儿干细胞的作用，可以让组织再生，甚至重新生出一整个器官。

头脑的作用，例如睡眠，也只是如此。我们一生出来，通过种种的可塑性，也不断地在适应环境或自己生理的变化。如果面对一个短暂的危机，例如睡眠不足或逃命，也可以承受不可思议大的负担。

不过，无论我们的可塑性多大，从我的角度来看，这些纪录最多是反映一些极端的情况，倒不适合作为每天运作的标准。真正需要提醒的是，睡眠的长短乃至于失眠，从我的角度，最多还只是结果。睡眠的状况，反映的是我们平常生活中的失衡。我们最多是把睡眠当作一个窗口，来观察自己失衡的程度。

面对失眠，如果我们不去追根究底厘清并消除真正的成因，却只想集中在最后的现象，就像一个人把失眠当作所有问题的根源，而认为只需要几颗药就能克服。这种做法合不合理，我想每个人心中都已经有了答案。从生理学和医学的角度来看，是行不通的。

我在这本书真正想表达的是一种彻底颠覆的观念——只要集中在身心的整体，而不是单单锁定失眠的问题，其实也就够了。

最有意思的是，虽然没有集中在失眠，反而失眠也就跟着解决了。

失眠，最多只是果，而不是我们问题的来源。充其量，只是加深或扩大我们本来就有的状况或失衡。

▬▬▬ 有用的几个重点：

- 想打破不睡觉的纪录吗？记得先查查之前的纪录。也别忘了，现在已经不再收录不睡觉的世界纪录。

- 失眠，不是身心问题的根源，而是各个层面综合的结果。

- 我们能多久不睡觉，反映的是人体调节的弹性。想睡，却睡不着，也只是反映了身心的失衡。

练习 3　不要分享自己睡不好

　　我会引用这些研究报告和例子，主要是为了强调人体有相当大的弹性。而且，睡多或睡少，倒没有一个标准化的数字可以判定。我们每个人的体质和需求都不一样，不需要为了刻意符合"标准"（其实没有这种标准），非要去担心自己睡眠不足，而还带给自己不必要的忧郁。

　　我通过"全部生命系列"一直在强调"*That which we think becomes real.*""我们所想的，自然变成真实。"如果我们把一件事当作问题，不断地去想它，这件事自然变成一个问题。而且，还可能是一个严重的问题。

　　也就是说，只要为了失眠而困扰，我们正在把失眠变成一个大问题。

　　到这里，如果你已经踏踏实实完成前两个练习，自然会发现这些话完全是理所当然的。而且，你已经能够掌握，甚至活出这几句话所带来的解答。

　　既然我们不见得有真正的失眠，要面对失眠（我们认为的失眠），还是要从主观的层面切入。

　　首先，我们要有一个彻底的态度转变。针对睡眠，不光是前面提过的，不要再一直肯定自己有失眠的问题。此外，也不需要再跟任何人分享，更不用宣传自己的睡眠状况。

　　睡醒过来，还没有起身，躺在床上，先深吐气，深吸气几次。这时候，给自己一个最大的礼物，也就是肯定自己——*一切都好。我不光没有睡眠的问题，其实，我什么问题都没有。*

　　接下来，把这种肯定带到白天。自己默默下定决心，再也不和别人去谈自己睡眠的问题。就算被问到了睡眠，也就用你自己的语言表达——很好，我没有一点问题。而且，把"没有问题"变成这个练习的重点。

假如每一天都可以这么肯定下去，你自然发现，不知不觉，这几句话已经成为你活出来的真实。

一天下来，通过轻轻地吸气，深深地吐气，不断调整自己的心态。你自然会对睡眠这个话题失去兴趣。别人有失眠，是别人的事。你，已经中止这个自我宣传的连锁反应。

你会发现，就这么简单的练习，已经打破失眠带来的无力感、挫折和不安，也就破除了自己睡不好的"谣言"。

我多年来遇到失眠的朋友，会不断地考验他们是不是可以落实这个观念——失眠，不是一个问题。

你会注意到，我用了 3 个练习来谈这个观念，只是范围不同，也就是想强调它的重要性。假如这一点无法掌握，接下来做再多练习，效果也可能还是打折扣的。

我们要进入这本书，首先你要诚恳地完成这 3 个练习所带出来的功课。就像让我陪在你身边，不断地叮咛你，不断地和你一起验收自己的成果。

假如和人谈话时，你忍不住又为失眠叹了口气，或又开始抱怨睡眠的问题，也没关系，知道我随时在你身边为你加油，为你打气。这样，我们再一起回来进行这里的练习，也就够了。

05

过去的人是怎么睡的？

之前，我常常把失眠当作一个"文明病"来谈。这是很普遍的一种说法，也反映了现代人的一种迷思——我们认为过去的人，一定比我们睡得更多。而且，是一次睡满 8 小时。甚至，是从太阳落下，睡到太阳再度升起。

当然，这种想法听起来很合理，毕竟过去没有现代的电力设备，没有电视，没有收音机，没有网络。大多数人没有各种夜生活的娱乐，晚上用完餐后，没有事做，也就可以早早睡了。

不过，这很可能是我们现代人一厢情愿的想象。

20 世纪 90 年代，美国的心理医师韦尔（Thomas A. Wehr）指出，既然现代社会是到了 19 世纪中期才普遍有灯光可以作为夜间照明，那么，现代人的睡眠习惯可能才是一种全新的"发明"。

为了验证自己的想法，他做了一个实验，参与的人在日落之后，完全没有灯光照明、没有电视可看。整整 1 个月，每天有完整的 14 小时都处在黑暗中，看看能不能还原古人的睡眠形态。

结果令人相当惊讶，这些参加实验的人，经过几周的调适期之后，自然落入了一种特殊的睡眠——先睡上 4 小时，中间会醒来大概 1—3 小

好睡：新的睡眠科学与医学

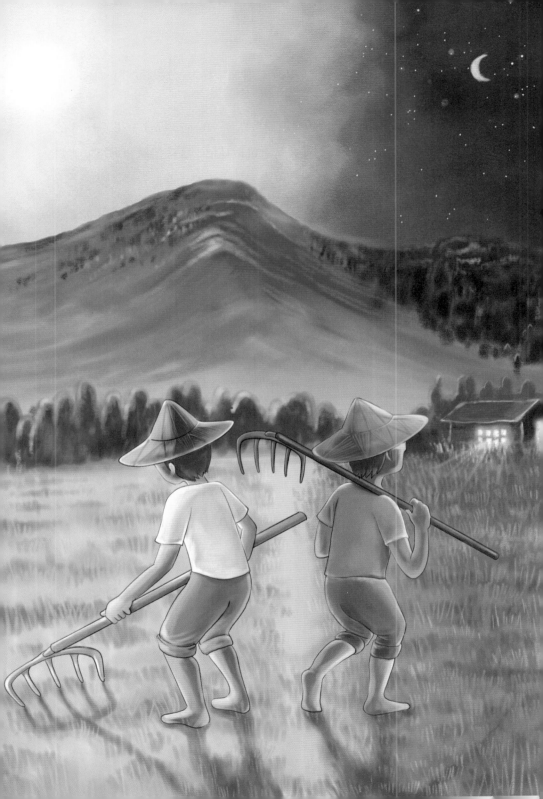

时，然后，再睡上4小时。后来的人把这种睡法称为"分段睡眠"（segmented sleep）[1]。

很有意思的是，美国的历史教授埃克奇（Roger Ekirch）花了16年的时间，整理超过500笔的各种文献，包括日记、法院记录和书籍。他归纳出来，以前的人通常会在半夜醒来一两个小时，前后各睡4小时。而半夜醒来的这一两个小时，其实是人最放松、最自在的时候[2]。

这一个发现很有意思，韦尔进一步分析实验参与者的血液样本，也发现半夜醒来的这一段时间，泌乳素（prolactin）的量会暴增。泌乳素是一种荷尔蒙，最为人所熟知的功能当然是刺激分泌乳汁。阻断泌乳素的作用，可能导致产后抑郁。动物实验也指出，泌乳素可以减轻焦虑反应[3]。特别的是，参与这项实验的人也都提到，在两段睡眠之间的这个空当，他们可以体会到一种很深的安静和平安。

这应该不是巧合，从生物、心理到历史领域的研究都指出，古时候的人，他们的睡眠形态，并不是我们想象中一整晚8小时不中断的睡眠。我们别忘了，现代每个人都有一个专门用来睡觉的卧室和床，其实是人类社会到工业革命之后才有的，特别是连睡觉和醒来的时间，都是配合上班、上学的时间表而制定的。其实，应该这么说，睡一整晚是我们现代人才有的"发明"。

在人类还没有进入工业革命、还没有形成我们现在习惯的上班、上学的生活前，睡眠反而完全是自然的，随时随地想睡就睡。甚至，在白天，也可能随时打瞌睡。其实，我们打瞌睡的习惯，也就是过去带来的。

---

① Wehr, Thomas A. "In short photoperiods, human sleep is biphasic." *Journal of Sleep Research* 1.2 (1992): 103–107.

② Ekirch, A. Roger. *At day's close: night in times past.* WW Norton & Company, 2006.

③ Torner, Luz. "Actions of prolactin in the brain: from physiological adaptations to stress and neurogenesis to psychopathology." *Frontiers in Endocrinology* 7 (2016): 25.

好睡：新的睡眠科学与医学

对古人来说，累了，就躺着睡一觉。休息够了，即使三更半夜醒来，也没有什么好大惊小怪。就好像不断把自己交给身体，身体本来就知道该不该睡，倒不是说非要有什么规律不可。

现代人通过知识的传播和各种教育的洗脑，无形当中，总是认为自己非要睡满多少小时不可。好像达不到这个标准，自己的健康、表现和幸福就少了什么，当然会想方设法要进入睡眠。

可惜的是，为了一种想象中的规律，反而带给自己那么多焦虑。光是这种焦虑，就足以让我们失眠。这值得吗？

睡眠，其实还是要符合个人实际的需求。

我们还不用去调查普通人的睡眠，光是从名人的实例，就可以看出睡眠需求人人不同，就像一个频率谱，有各式各样的分布。每个人处理睡眠需求的方法都不一样，比如说美国20世纪60年代的约翰逊总统（Lyndon Johnson）晚上只睡4小时，但他每天一定睡午觉。他的午觉行程，是相当出名的。为了睡午觉，他一天分成两段来用，包括幕僚也配合他的作息。他会在早上六点半、七点起床，工作到下午两点。接着去运动或游泳，然后换上睡袍很正式地睡半小时。下午四点醒来后，再换上干净衣服，继续"晚班"的工作，有时候会工作到隔天凌晨一两点。

大家熟悉的克林顿总统（Bill Clinton）也是一样，晚上睡很少，该休息就休息，也可以熬夜。不过，克林顿58岁心脏病发，接受冠状动脉绕道手术安装支架之后，也就调整了自己的睡眠习惯。

不光这两位美国的总统睡得少，英国的撒切尔首相也是每天只睡4小时。拥有几百项美国专利的爱迪生，一个晚上睡5小时。他们两位，都活到八十几岁。带领大家度过第二次世界大战的英国首相丘吉尔非但凌晨3点才睡，而且只睡5小时。当然，不见得每个名人都睡得很少，美国的开国元勋富兰克林和现在大家都知道的比尔·盖茨一天睡7小

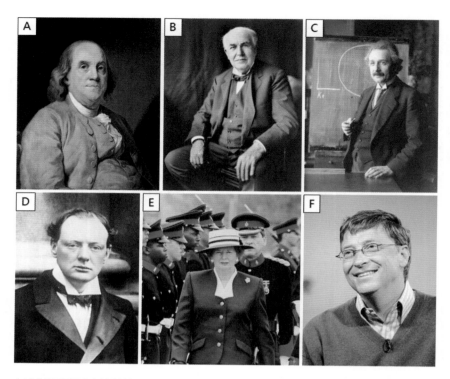

（A）美国开国元老富兰克林（一天睡 7 小时，从晚上十点睡到隔天早上五点）（B）爱迪生（一天睡 5 小时）（C）爱因斯坦（一天睡 10—12 小时）（D）英国首相丘吉尔（一天睡 5 小时，从凌晨 3 点睡到早上 8 点）（E）英国首相撒切尔夫人（一天睡 4 小时）（F）盖茨（一天睡 7 小时）

时，而最出名的是爱因斯坦，一个晚上可以睡 10—12 小时。

　　这些实例，其实是讲不完的。我在这里会举这些名人作为例子，也只是想用大家熟悉的人物，帮助你体会，睡眠少不见得影响工作和生活。但是，值得注意的是，这些实例倒不能证明睡觉多或少是好还是不好，最多是在表达，每个人睡眠的需要是不同的。我们并不能就此得出什么结论，认为应该睡多多，或是睡多少。睡多或睡少，其实跟一个人的表现、工作量和成就，没有一定的关系。

　　坦白讲，我自己睡得也不多。甚至，一个晚上一两个小时大概就足

好睡：新的睡眠科学与医学

够了。无论在工作还是情绪上，也没有什么异样。然而，和一般人想的不同的是，我让身体告诉我什么时候该睡，什么时候该休息。也就这样，没有把睡眠当作一个问题。有时候，偶尔也会睡多，而且是超过一般人可以想象的多。要睡就睡，不想睡也不要刻意勉强自己去睡。睡或不睡，对我不是问题。这样，对我而言，也没有一个东西叫失眠。

没有任何一件事是非怎样不可的。

我会特别强调"每个人睡眠需求不同，不见得要睡满8小时"的这个观念，并不是空谈。而是我认为，对睡眠的看法——尤其失眠有多重要——这个观念，本身要有一个大的修正或是突破，我们才可以轻松去改善我们自认为的"睡眠问题"。从第二章起，我已经开始采用各式各样的方法和练习，希望你亲自去实验，而自然得出一样的结论。

我会再一次强调这个观念，是因为对于失眠的人，除了睡眠不足本身的影响之外，往往还承受着一个额外的心理压力——认为自己和别人相比，不够好。抱着这种想法，长期下来自然会躁郁。

对我而言，观察了这几十年，或许唯一的结论是——人生，其实没有任何一个固定的模式，是我们需要去遵守的。

除了前面3个练习，我也通常会请失眠的朋友，先简单地做一些深呼吸的练习，来接受自己的状态。把自己的状况，当作可以接受的正常，而不是认为自己有什么重大的异常需要解决。

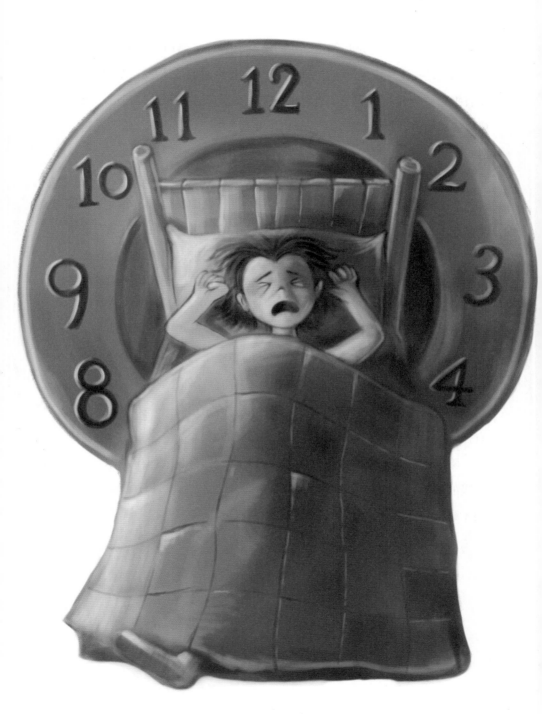

▰▰ 有用的几个重点：

- ▪ 一整晚连续睡8小时，可能是现代社会才有的"发明"。

- ▪ 为了一种想象中的标准而焦虑，光是这种焦虑，就足以让我们失眠。

- ▪ 再一次强调，睡多或睡少，要看个人，没有一个标准。重点是睡好，睡饱。连这一点，都是个人的主观感受。

- ▪ 每个人都有自己面对睡眠的方式，不把睡眠当作一个问题，自然也就没有一个东西叫失眠。

练习4 深呼吸

既然讲到深呼吸，我们可以一起做这个练习。

深呼吸，是提高血液里含氧量最快的方法。通过深呼吸，长期下来，不只提高体内的含氧量，还可以矫正代谢性酸化（metabolic acidosis）的倾向。

一天下来，随时都可以做这个深呼吸的练习。刚起床的时候，就可以做，但是，最重要的还是睡前的练习。

把嘴巴闭起来，用鼻孔，深呼吸几次。

吸气时，采用横膈膜呼吸，不光要有意识地扩大胸腔，同时观想自己用丹田（肚子）在充气。

慢慢吸气，至少3秒；如果习惯了，可以到5秒，或5秒以上。

接下来，深深地吐气。

吐气，一样地，要用横膈膜来帮忙带动。也就是，让肚子先缩起来。

从肚子开始先吐，吐到最后，胸腔才塌下来。

我们不需要刻意去采用这个顺序。只要我们放松，前面讲的顺序自然会发生，也就是肚子吐气，接下来胸腔才会吐完。吸气也是一样的，胸腔先吸气，然后肚子自然会鼓起来。

一样的，吐气的时间至少3秒。习惯了，可以到5秒，或5秒以上。

要记得，深呼吸是慢的，倒不要求快。快速而大量的吸气和吐气，其实是一个人体内的氧气不足，身体为了补救而有的措施。还可能造成"过度换气"的作用。

举例来说，一个人如果在睡眠中呼吸停止（睡眠呼吸中止症，sleep

横膈膜呼吸

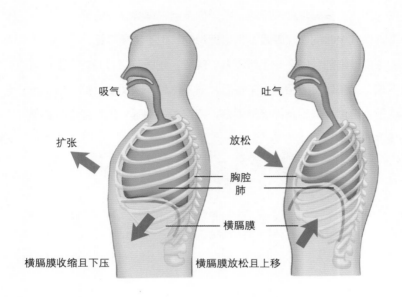

吸气   吐气

扩张   放松

胸腔
肺

横膈膜

横膈膜收缩且下压   横膈膜放松且上移

apnea），身体氧气不够，自然想快速恢复呼吸，让氧气增加，而带来过度换气。过度换气，表面上会让含氧量变高。长期下来，其实反而造成代谢性酸化，而带出其他的恶性循环。此外，恢复呼吸时，也自然会醒过来。醒过来的时间可能很短，甚至让我们意识不到有醒过来，但还是中断了睡眠。

深呼吸的作用，远远比我们想的更大。它本身会把交感和副交感神经作用的失衡调整回来。其实，在自主神经系统里，交感和副交感作用失衡对睡眠的影响，从我的角度来看，是扮演关键性的角色。

在这里，你不用担心自己还不知道交感和副交感神经的作用。这一点，我在这本书稍后会多谈一些。你只要知道可以用深呼吸这种简单的方法来调整交感和副交感神经的作用，而进一步调整睡眠，也就够了。

我在这里，最多只是强调练习，希望你亲自去体会，去练习。

一天守住几个时间做深呼吸，是最理想的，也不容易忘记。

举例来说，睡前，躺在床上可以做。睡醒，刚睁开眼，躺在床上也可以做。接下来，上午休息的空当，午餐后，下午休息，晚餐后，都可以练习。

熟练了，自然会发现精神会特别好，不容易打瞌睡。这本身也会自然影响我们睡眠的质量。

06

失眠，成为一种流行病？

睡得多、睡得少甚至失眠，本来不是问题。然而，现代的社会教育普及，大众传播的力道很大，于是每个人都认为睡眠很重要。再加上在这个快步调而全年无休的社会，任何问题都被认为应该迅速地解决。这样一来，很多人确实睡不着或认为自己睡不够，也就自然会把失眠当成一个病来看。

甚至，在比较"先进"的国家，整个社会可以说是一周7天，每天24小时在运作。就连超市都是24小时营业，到了晚上，路灯都是亮的，有些地方甚至比白天还更精彩。一个人忙完工作之后，还要继续聚会，总是有各种娱乐消闲的场所可去，也就自然把睡眠的需要留到以后再说。甚至，干脆拖到周末或长假再一次解决。

这些社会的机制，让我们的身心好像有一个很大的分离。不再是像前面说的，想睡就睡，不想睡就不睡。整个社会的运作好像是活的，压过了每一个人身心的需求，甚至还带着我们每一个人走。

是的，从公共卫生的角度，在失眠这个主题，早就累积了数不清的文献和调查，指出现代人确实睡眠不足。尤其最需要睡眠的年轻人，在各种升学压力和补习的安排之下，睡不够的比例相当高。美国波士顿学院每

4 年会对全球学童的数学和科学学习做一项大调查，在调查的同时也发现 9—10 岁的小学生、13—14 岁的中学生，超过 3/4 都睡不够。本来需要睡 8—10 小时的高中生，在学期间，大概有 2/3 的人睡不到 8 小时。女孩子更容易睡不饱，面对升学压力的 9 年级生和 12 年级生尤其如此。

从我个人几十年的观察，美国的亚裔学生是最容易睡不够的一群。不光是年轻人自己要求高，还要承担家庭和周遭人的期待与压力。我回到亚洲后发现，特别是在中国台湾和东亚地区，这个现象比欧美地区还更严重。除了个人和父母的期望，整个教育体系的氛围更是讲究排名，谁也不希望输给其他人。

我相信，这些话对你可能一点都不稀奇。我们只要自己经历过这个阶段，或身边有亲人在准备升学考试，都会知道这是事实。不只是缺少几十个小时的睡眠，甚至说几百个小时，都可能还是低估了睡眠不足的程度。

在台湾地区，2017 年公布的调查指出①，不到十个人就有一人长期睡不好，到了被诊断为长期失眠的地步。我相信，从你个人的观察，也可能怀疑这个数据还是被低估了。

此外，从数据看来，特别是年长的人和女性这两个族群，失眠的比例都偏高。当然，可能的因素很多。但可以想象的是，人到了一定的年纪，身体健康的状况可能开始浮出来，甚至有疾病或内分泌的变化。另外，在这个年纪，可能要面对退休前后身份和角色的转换，也可能开始跟不上职场的步调。在工作上，是相当需要调适的阶段。

我其实希望提醒这些朋友，这一生走到这里，遇到这种生活的危机，也正是我们意识转变最大的机会。这一点，如果能够把握，将这一生的价值观彻底反转，也就可能有机会走出人生的难关，甚至彻底脱胎换骨。

另外，女性容易睡不好，这个现象不只在台湾地区如此，全世界都

① 2017年台湾睡眠医学学会最新调查。

好睡：新的睡眠科学与医学

差不多。有些人认为可能和生理期、怀孕、更年期各种剧烈的生理及内分泌变化有关，也认为女性更容易因操心而失眠。确实，我所接触到的女性朋友，失眠的比例是偏高。我也会劝这些朋友，把失眠的情况当作身心转变的门户。这几句话不是安慰，而是事实。

从我个人的观察，女性比较讲究心或灵性的层面。这几十年来，通过人类社会的快步调和地球频率的转变，大环境确实有一种变化。而女性通常比较敏感，也容易和这种转变共振。我才不断通过"全部生命系列"来表达，虽然女性在心情的层面比较容易受到影响，但是，从更高的层面来看，这种敏感也正是这一生来身心转变最快、最好的机会。

快步调，是现代社会的普遍趋势，而且几乎每一个地区的人民都受到影响。有人针对大陆18—44岁的年轻人做了网络调查，发现能够一觉到天亮的只占一成；而睡不饱、起不来、怎么睡还是累的比例，高达9成。其中，北京、上海、广州这3个发展快速而竞争激烈的大都市，年轻人睡不好的比例更高[1]。这一点，从我这几十年的观察，确实是如此。甚至，大陆的失眠问题，可能比台湾地区还更严重，香港地区也是一样。

工作和升学的压力与焦虑，以及现代人长时间使用手机等电子产品，让五官和念头几乎都没有停过。睡眠，本来是身体的本能。然而，对现代人而言，要想睡得好，反而成了一个需要努力去达成的功课。只是，要把睡眠找回来，其实是相当简单的。最多，是通过一个彻底的心态转变，通过一种反转的机制，我们每个人都可以回复睡眠的本能。

我在"全部生命系列"所谈的"反复工程"，也就是为了帮助你我点点滴滴反转每一个习气，重新建立神经回路，回复我们每个人本来都有、本来就是的，包括睡眠。

当然，我还可以分享更多统计的数据，毕竟，这些数据只要查，就

---

① 2016年及2017年中国青年睡眠指数白皮书。

会找到，而且还可以加上更多地区的实例。但为了节省篇幅，我倒不希望再继续分享下去。毕竟，这类的研究，无论规模大小，共同的结论都是——对我们现代人而言，失眠是最严重的文明病。每一本谈睡眠的书，也都会引用丰富的统计来佐证这一点。包括我现在写《好睡》这本书，也难免要提一些。然而，坦白讲，这些细节，对你我睡眠的问题不会有任何帮助，还可能带来更大的负担。

我一般很少强调这些失眠的统计数字，还有另一个层面的理由。毕竟，做一个研究，为了要能统计数据，得出一点与睡眠相关的结论，一定要先定出一个标准，例如什么叫失眠？又是怎样才算睡得好？

为了定义，难免要指定一个分界，例如 7—7.5 小时，而把睡不到这个时数当作异常，睡够了才算正常。然而，睡眠，其实是主观的现象，只有我们自己才知道是不是睡够、睡饱了。

前面也提过，人体的弹性相当大，说到底，其实没有一个睡眠时间的标准可谈。如果有各种"专家"要不断提醒我们有一个客观的正常睡眠范围，我们不知不觉也就不断地去追求一个不存在的"标准理想状态"，而不必要地认定自己有严重的异常，还给自己带来相当大的心理压力。这一点，反而特别不利于睡眠。

其实，专家们辛苦搜集的这些数据，对我而言，最多只是反映了我们本来都知道、可以观察到的事实。

从我的角度来看，怎么解读失眠的现象，其实又和一般人的想法刚好是颠倒的。我说的颠倒，指因和果是颠倒的。一般谈睡眠的书，都把失眠当作问题，而认为失眠是导致身体许多状况的原因。而都会强调用各式各样的方法去处理失眠，例如用药。以为只要解决了失眠的问题，一切的状况也就跟着变好了。

然而，很少人会想到，失眠可能是一个果。是什么的果？

好睡：新的睡眠科学与医学

其实，我们现代社会的步调快到一个地步，每一个人都觉得跟不上，都觉得有压力。在这种长期失衡的情况下，失眠最多也只是一个必然的结果，反映我们现代人的不均衡。

对我而言，失眠，最多只是反映整体的失衡。它本身，反倒不是需要特别去操心的问题。从我个人的经验，愈轻松面对失眠，反而效果愈好，甚至可能永久改善失眠。我们其实不需要不断放大失眠的问题，还去强调失眠的严重性，这非但解决不了问题，还带来一层不必要的心理负担。

我到今天，没有见过一个人，到了一定的年纪，这一生从来没有失眠的。我们大可反向思考，将失眠当作每个人这一生自然会发生的状态。甚至，把失眠当作成年礼一样，是人生成熟的必经阶段，而可以好好迎接它。这样，我们自然可以建立一种自信，知道失眠不是一种疾病，而本身是可以调整过来的。

面对自认为失眠的朋友，我过去也常建议他们仔细观察自己的生活是不是正在面临大的变动，或是明显地进入另一个阶段。有时候，只是因为自认为这个新的阶段表面看来不如过去，心里有压力，也就可能失眠。但是，反过来，如果我们能把人生的每一个阶段（无论表面看来好不好）都当作是必须经过的里程碑，而能肯定生命已经把一切都安排的刚刚好，我们不光不需要计较有没有睡好，而还可以彻底庆祝生命所带来的种种变化——包括失眠。

这样，我们人生的许多困难，包括失眠，也自然消失了。

但是，要和失眠达到这样的共生存，需要我们亲身投入，对自己、对睡眠抱着真正的耐心，将心态做一个彻底的转变。能这样诚恳地和失眠共生存，我们完全不需要刻意去消除失眠，反而睡眠也自然改善了。

谈到共生存，也许你还记得，我很早就在《真原医》提出这个观念。也就是面对任何疾病或健康的状态，都不要把它看作是一个单一的现象，认为它有绝对的重要性，还特别集中在上面，甚至忙着去根除它。我会建议你，面对任何疾病，最多是将它当作一个窗口。只是通过这个窗口，去体会我们身心整体不均衡的状态。

要面对身心的失衡和不健康，我们的生活习惯要有一个彻底的转变。转变了，不光眼前的状况会修正，就我过去的经验，失眠的情况也一定会好转。这也是最好的预防医学的方法，让我们随时活出身心全面的健康。到最后，不光是改善失眠，而是把背后的身心失衡也跟着调整了。

此外，我在这里也要大胆地提出，睡眠其实可以变成我们最好的意识转变工具。我写这些作品的动机，不光是帮助你我改善睡眠，而是通过睡眠，让我们轻松地体会生命更深的一个层面。让我们在这个人生的经过，能得到彻底的转化。这才是我真正的目的。

睡眠，是这么重要的主题，我才会用《好睡》来谈这个题目。然而，我也知道，首先要帮助你我改善睡眠，才有资格进入下一个层面。

▰▰▰ 有用的几个重点：

- 失眠是果，最多是反映整体的失衡，倒不是一种"病"。

- 诚恳地和失眠共生存，我们完全不需要刻意去消除失眠，反而睡眠也自然改善了。

- 彻底转换生活习惯，不光解决失眠，背后身心的失衡也会跟着调整。

- 睡眠，其实可以是我们最好的意识转变工具。

练习5　一切都好

一切都好。

一切都特别好。

既然失眠不是一个问题，更不是一种疾病，那么，应该一切都好。

这几句话的领悟相当重要，本身就是我们最踏实的一个练习。

用这种肯定，不断地重复一切都好，我们自然可以再一次地肯定——失眠，其实不是一个严重的问题。我们通过态度的转变，可以接受自己的睡眠状态，包括过去所认为的失眠。

我们无论在睡觉前，或睡到一半醒来，都可以不断地重复。只要没办法睡，或三更半夜醒来，都可以这么来面对睡眠。试试看，看"一切都好"这四个字可不可以立即浮出来，让我们可以接受睡眠的中断。

我们也可以结合前一章深呼吸的练习，效果可能会更好。

怎么做？也只是先通过长长的吸气，慢慢的吐气，在念头上踩一个刹车，自然为我们做一个调整。接下来，轻轻地对自己说——一切都好。一切都特别好。既然失眠不是一个问题，更不是一种疾病，那么，应该一切都好。

这里指的效果更好，并不是会立即得到睡眠。别忘了，既然我们认为失眠不是问题，那么，也不用再期待、追求睡眠。而只是用这几句话接受一切，包括我们过去所认为的失眠。

当然，这时候头脑会抗议，可能反而有更强的焦虑，甚至接下来，还延伸出一连串负面的念头。但是，你也只是深呼吸，同时心里念这几句话，不断坚持下去，告诉自己——一切都好。睡着，不睡着，一切都好。

试试看，不要马上放弃。多做几次，甚至不断地做，拿自己来验证。

熟练了，你会发现，就像深呼吸一样，这几句话在白天也派得上用场。我们在白天，随时在心里重复这几句话，也自然影响到自己的心情和对生命的态度。奇妙的是，生活也好像样样都顺了。过去，本来可能心里还有不满、摩擦、反弹，甚至觉得受伤。然而，这些负面的念头，到现在也跟着消失，或自然不再起伏。

到了晚上，我们可能发现，睡眠也一样不成问题了。

什么都不成问题，也就一切都好。

07
你怎么知道自己有失眠？

其实，失眠不是一种疾病。

我们只要去仔细分析失眠，包括从医学的角度去探讨，都自然会发现，无论古代还是现代，失眠都是一种主观的观念。古人也早就认为失眠要从体质的变更着手，把失眠当作最多只是反映体质的变化，倒不认为它是一个问题。也就是我前面所说的，失眠是果，最多只是反映了身体的状况。

如果我们把注意力完全集中在失眠，不光是切入点错误了，还可能错过了一个很好的调整身体的机会。

西方历史的第一个失眠案例，可以追溯到古希腊时期。当时，西方医学之父希波克拉底还没有出现。人类史上最早的病历埃皮达鲁斯文书（Epidaurian tablets）记录了 70 个案例，其中一个例子就是失眠。在那个时代，无论希腊还是印度的传统治疗，建议的多半是非药物的方式，例如通过音乐、冥想、持咒，帮助一个人进入睡眠。后来的人没想到，过了几千年，这些做法又回到医学的范畴里，还被称为"非传统医学"。

到了我们的年代，早期学医的人毕业时都要复诵希波克拉底的誓言，第一点就是"永不伤人"（never do harm to anyone）。一般人不知道的是，希波克拉底很少会主张用药物来对治任何状况，包括失眠。他强调的是以各式各样的方法，比如饮食和生活习惯的转变，来调整体质而得到健康。

华人上古医学的代表神农氏也是如此，他的一百多种上药，也就是调整体质的草药或饮食，都是我在《真原医》中所称的调理素（adaptogen）。中医承袭了神农氏的观点，面对失眠也是从体质、心理着手。例如东汉名医张仲景在《金匮要略》也说"虚劳虚烦不得眠，酸枣汤主之"。

有意思的是，虽然大家都说希波克拉底是西方医学之父，但如果你仔细去探讨他的思想，会发现他更像是一位伟大的中医师。希波克拉底所留下的医学知识其实和东方医学没有什么差别，最多只是用的草药不同，采用的工具不一样。

我在《四大的瑜伽》和其他场合都谈过，后来几百年的同类疗法，和中医也是相通的。是抗生素在近百年前兴起后，西医的各种药物才发达起来，原本对体质的关注，自然转到打击疾病和致病物上头。

但我们仔细观察，疾病和体质的观念，这几十年又回来了。现在最热门的各种组学，包括基因组学、转录组学、蛋白质组学，最多也是在表达体质的重要性，只是用最先进的语言来表达。你看，这是不是又是一个循环。

回到睡眠，公元前 1 世纪，一位希腊医师赫拉克利德斯（Heraclides of Taras）建议患者用鸦片治疗失眠。这个实例，对一般的专家而言，可以说是人类历史上第一次试着用药物来对治睡不着的问题。然而，我的看法又是刚好相反。对我而言，它本身其实是特例，并不能代表古代医学的观点。当时的专家都知道，应该要通过体质的转变，才会得到比较好的结果。如果用鸦片去治疗失眠，不要说效果不可靠，要承受的副作用可能更严重。对整体的健康来说，是不利的。

1870 年之后，失眠开始成为睡眠研究的热门主题。一开始，钻研失眠治疗的医师的主张跟古人其实是一样的。举例来说，麦克法兰（Alexander William Macfarlane）就认为"失眠只是症状，而非疾病本身"。至于失眠被认定成一种疾病，是到了 20 世纪后半叶才开始的，也就有了各式各样的定义和诊断标准。然而，无论哪种标准，询问的无非是这 3 大类问题：

- 入睡有困难吗？
- 睡一整晚有困难吗？
- 早上会太早就醒来吗？睡醒了，觉得没有休息到吗？

假如答案都是"是"，而且影响到你白天的工作与生活（通常会加上睡不着的频率，以及这种情况维持多久来做评估），那么，你可能称得上有失眠。

你也许已经注意到，这 3 个问题锁定的还是个人主观的体会，而不是用数据来衡量。其实，失眠是一种主观的感受。每个人的睡眠需求不同，失眠与否，更是应该从个人的感受来评估，而不是单纯用睡眠时间的长短来计算。

然而，这 3 个问题也反映了大家对于"健康睡眠"的期待——最好很快入睡，最好能够睡一整晚，醒来的时间刚刚好，不会太早或太晚。不过，就像我在第五章提过的，现代人认同的一整晚 8 小时的睡眠，多少是工业革命后的人为产物。如果让我们回到古人的作息，那么，很自然的，其实夜间睡眠本来就是会中断的，倒不是一路睡到早上。

但无论如何，这 3 个询问从现代医学的角度来看，还是相当有代表性。比如说，在临床上常用的雅典失眠自评量表（Athens Insomnia Scale）通过 8 个和睡眠有关的询问，来评估一个人整体的睡眠状态。你也可以利用这个机会，先去回答这几个问题，对自己睡眠的状态做一个评估。根据专家的说法，如果得分有 4 到 5 分，可列为潜在性的失眠。总分大于等于 6，也就是属于失眠的族群了。

我们注意看这 8 个问题，基本上还是不离前面所提到的这 3 个询问，就算是第 4 个项目问到了总睡眠时间，也还是在问我们自己觉得够不够，并不是和一个具体的数字做比较。

我们仔细想，在医疗的领域，很少会有一种生理疾病，是光用自我

雅典失眠自评量表

说　明	失眠的主观感受很重要，这份量表可以协助你评估自己睡眠的困扰程度。如果过去一个月内每星期至少有3天的睡眠困扰，可以通过这8个项目来评估睡眠困扰的程度：		
问卷内容			
1.入睡时间	□ 0没问题	□ 1略为延迟	□ 2中度延迟	□ 3严重延迟
2.睡眠中断	□ 0没问题	□ 1问题不大	□ 2问题明显	□ 3严重中断
3.过早清醒	□ 0没问题	□ 1有点提前	□ 2明显早醒	□ 3严重早醒
4.总睡眠时间	□ 0已足够	□ 1有点不足	□ 2中度不足	□ 3严重不足
5.整体睡眠质量	□ 0很满意	□ 1有点不佳	□ 2中度不足	□ 3严重不足
6.白天舒畅程度 *	□ 0还不错	□ 1有点下降	□ 2明显欠佳	□ 3严重下降
7.白天身心功能 **	□ 0还正常	□ 1有点下降	□ 2中度影响	□ 3严重下降
8.白天嗜睡程度	□ 0没有嗜睡	□ 1轻度嗜睡	□ 2中度嗜睡	□ 3严重嗜睡
备　注	* 舒畅程度指心情、情绪状态 ** 身心功能包括体力、注意力、记忆力等 总分4—5分　　　潜在性的失眠 总分大于等于6分　　失眠		

经Elsevier出版公司许可，重制自Soldatos CR *et al.* (2000) Athens Insomnia Scale: validation of an instrument based on ICD-10 criteria. *J. Psychosom. Res.* 48: 555-560.

好睡：新的睡眠科学与医学

评估和程度来表达。一般的诊断都是相当科学，而有具体且数字化的标准。可以说，就连医界，其实并没有一个客观的标准来诊断失眠。

一样的，我在这里想表达的是，失眠是一种主观的判断。既然是主观的判断，也可以很容易改变。首先，我们要认同，没有一项睡眠相关的知识有绝对的重要性。举例来说，现代人都知道睡眠对健康和脑部正常运作很重要，然而，这些知识反而让那些认为自己睡不好的人相当焦虑，又增加了一个睡不着的压力。

▰▰▰▰ 有用的几个重点：

- 古人早就认为，失眠最多是反映了一个人的体质。通过饮食或生活习惯的改变，体质跟着调整，失眠的问题也自然改善。这一点，现在又重新获得重视。

- 即使现代医学把失眠当作一种疾病，但怎么判定失眠，仍然是主观的。

- 从我个人的看法，一直累积睡眠相关的保健知识不见得是必要的。真正重要的，还是心态彻底的转变。

练习 6 　通过随息，肯定"一切都好"

要集中注意力，有很多方法。我过去通过《静坐》和其他的作品将这些方法带出来，也和大家一起练习。

每个人的心理特质和体质都不同，你只要稍微研究一下，自然会发现有些方法对你会更为实用。这些方法，也只是在等着我们找到它。而且，只要做，轻轻松松地做，不要有什么期待地做，自然就会有效果。

我在这里想重复一个方法，将这本书的观念与练习结合起来。这个方法，也就是我过去所称的随息。

———

随息，也只是让呼吸进，呼吸出。

首先，你轻轻松松地观察呼吸的每一个动作。无论一口气进来，还是一口气出去，都只是又轻松又清楚地知道。

最多，只是观察到呼吸，都不要去干涉，最多只是知道。吸气，你知道。吐气，你也知道。而你，竟然选择不去干涉它。

最多只是通过认知，你轻轻松松知道。

就这样，重复几分钟，你会发现呼吸自然轻松地慢下来，而会变深，变长。

这时候，你选择把注意力往后退。本来每一口呼吸，你都知道，而你现在选择每一个呼吸都不去管它。

也就好像，你本来踏在呼吸上，跟着呼吸的波浪一进一出。现在，你轻松选择不去管它，随它，随息。

你自然放过呼吸，进也好，出也好。接下来，呼吸跟你的注意力已经脱离开来，已经不相关，也就好像你已经管不了那么多。

你不光可以放过呼吸，还可以放过一切。包括睡眠、失眠……全部，你都可以放过。

一切，都不值得你去注意、说明、分析、归纳、抵抗或不抵抗。

全部，你都可以放掉。

什么念头来，你都可以放掉。

你知道，一切都好。其实，没有什么东西你放不过。也没有一样东西，可以影响到你。更不用讲，还有什么东西可以折磨你，值得让你把它当作一个问题。你轻松地让念头随时进来，随时出去，甚至，连注意到它，或点到它，都懒得做。

你最多，只是选择——放过一切。

———

这样的练习，其实已经集中全部呼吸的法门。它首先要专注呼吸，接下来观想呼吸，再接着放过呼吸。

这种方法，相当有它的力道。

我们可以随时配合前面深呼吸的练习，先通过深呼吸让步调慢下来，不断在心里重复"一切都好"。到这里，再用随息，来肯定这本书所谈的观念。

如果你睡不着，不要担心。要有这个决心，不断地重复随息和一切都好的练习。不要急，最多只是重复再重复。这个练习为你的生命带来的改变，会远远超过睡眠的作用。

你也可以选择数息、观息或其他呼吸的静坐。每一个，都可以让你一步步进入。最重要的是知道，没有一个方法有绝对的重要性。给自己一点空当和耐心，该做什么呼吸的练习，也就自然会浮出来了。

08

态度，态度，态度，我指的是生命的态度

　　我在前面用了各式各样的方法举了那么多实例，最多也只是来表达，不要只用悲观或负面的态度来看睡眠。你可能认为，这些道理讲一次就够了，为什么要再三地重复？

　　其实，要改变睡眠，也只是那么简单，我们只是通过一再地提醒，改变对生命的态度。

　　对生命的态度，不只是影响睡眠，本身可以决定一切。我过去会用萎缩的状态或萎缩体来表达同一个观念——也就是说，我们的生命原本是圆满的，而我们生到这个世界本来是一个快乐、正向充满希望的生命。但不知不觉，我们会往不完整、不圆满、悲观、痛苦、绝望、萎缩的方向来活这一生。情绪随时萎缩，本身变成我们的过滤网，让我们透过这种比较灰色、没有安全感的镜片，来看这个世界。

　　失眠，最多，也只是萎缩的结果。

　　甚至，我们过去自己通过不断地洗脑，已经建立起一套完整的生命的看法，而这个看法通常偏向灰色、悲观甚至负面。我们从烦恼、不安、身心的失落、种种的挫折，不断为自己建立起各种局限。面对样样，都

好睡：新的睡眠科学与医学

认为不可能，也就自然把这种无能为力的态度转移到睡眠。甚至，就连睡眠不好，也把它锁定成我们一切问题的根源，或成了我们命不好的证据之一。还反过来认为只要睡不好，就非改不可，而且是要愈快改变，愈好。

但是，不管怎么说，各种立即改变的方法，最多是改变症状——我这里称为果（睡眠不好，是果，倒不是因）——而没有真正追根究底。

只要追根究底，一个人自然会发现，睡眠最多只是在反映我们对人生、别人和自己的态度。不先去改这个态度，是不可能改善睡眠的。

我相信你读到这几句话，自然会说"我早就知道了"，毕竟听我提过好多次。然而，我还是要再提醒一次，时时刻刻为睡多或睡少而操心，这种观念其实是错的，甚至反映了一个人整体心态是悲观或负面的。美国的神经科学家温特（William Christopher Winter）也点出了失眠心态的两大特色：第一，过度在意睡眠；第二，无论睡眠质量好不好，就是认定自己睡不好。

确实，从我个人的观察，失眠的人对于自己睡眠的认知，常常不符合现实。举例来说，到底睡了多久，他们记得的通常比实际时间短。就算大多数晚上还是可以睡 4—6 小时，但他们可能还是会认为自己根本没睡，好像心里只重视最近睡不好的那一晚或几晚。

通常，改善睡眠习惯，就可以相当程度改善失眠的问题。像是夜里尽量减少光线和噪音，白天少使用酒、咖啡、少抽烟，多做点运动让晚上自然感到疲倦。建立一个正向的态度，随时做感恩的功课，回到心，不要让样样的事情随时把我们带走。常常做深呼吸，长吸气，长吐气，随时做一些练习，尽量让副交感神经系统放松。我在这本书会配合科学将有助于睡眠的各种生活习惯，为你做一个理论与实作的整合。

你如果本来有一些相反的习惯，比如说睡前习惯喝酒助眠，也许读到这里，会立即想要抗议。但是，我们只要仔细观察，酒精短期内虽然会让一个人放松而可以进入睡眠，但长期使用的效果却是刚好颠倒。

从我过去所接触到的实例来看，只要彻底转变生活的习气，再加上调整面对睡眠的认知和心态，更重要的是，改变生命的观念，失眠也就完全缓解了。

大多数人没有想过，只是改变心态和想法，在临床上改善失眠的效果，可以比药物更好。心理治疗近年应用广泛的认知疗法也强调，我们很多身心的困扰，是由错误的认知和想法所导致的。在操作上，认知疗法会从认知的层面切入，改变我们对世界、包括人生的看法。举例来说，面对失眠，认知疗法会去帮助失眠的人去找出自己内心对睡眠不合理的想法，并进一步改变生活习惯，而把睡眠找回来。

有科学家做了实验，发现通过认知疗法去改变对睡眠的态度和想法，效果会比用药好得多[①]。当然，如果你跟着这本书，尤其是这一篇的 7 个练习一路做下去，睡或不睡，很可能对你早就不是问题。失眠，其实没有我们想象的那么严重。

到了这里，我也只能再一次强调，要改善失眠的问题，真正需要修正的是自己对生命的态度，对别人的态度，对自己的态度，对睡眠的态度。这一点，正是心理认知治疗解决失眠的切入点。比起心烦意乱，我们其实可以不去反复想睡不好会有多糟的后果，也可以试着减少对夜里睡不着的恐惧，甚至进一步接受"有时候少睡一点，是完全正常的，并不会

---

① Jacobs, Gregg D., *et al*. "Cognitive behavior therapy and pharmacotherapy for insomnia: a randomized controlled trial and direct comparison." *Archives of Internal Medicine* 164.17 (2004): 1888−1896.

好睡：新的睡眠科学与医学

致命"。即使疲倦、脾气不好，我们还是可以运作。尤其人体的弹性相当大，就算少睡一点，身体还是可以应付白天活动所需要的专注。

一般人很难想象——即使一整晚没睡，但有休息，也并不是浪费时间。我多年也不断强调，只要懂得通过静坐把注意力集中，接下来，无论睡不睡，我们自然已经得到睡眠放松的效果。

通过新的心态和练习，我们睡不着的心理负担也自然减轻。这些话，不是理论，是每一个人都可以验证的。当然，你去验证时，也可能做到一半就睡着了，而没有机会知道答案。然而，如果可以睡着，不也是很好吗？

其实，如果能光是躺着，什么也不做，这本身已经是我们通过睡眠想得到的休息。瑞士的神经科学家霍汀格（Gilberte Hofer-Tinguely）通过实验已经证明，就算没有睡，只要有休息，对认知功能的改善，和睡眠是一样有效的[1]。

在这里，我想再进一步分享，失眠其实为我们带来这一生相当宝贵的机会。让我们通过这个主题，面对自己对这个世界、对周遭、对自身的认知。这种认知所带来的考验，影响力是远远大于失眠。从我的看法，这才是值得你我通过那么多篇幅和练习来一起进行的功课。

---

[1] Gottselig, J. M., *et al*. "Sleep and rest facilitate auditory learning." *Neuroscience* 127.3 (2004): 557−561.

■■■■ 有用的几个重点：

- 我们过去从人生各种负面的经验，不断为自己建立各种局限，也自然把这种无能为力的态度转移到睡眠。

- 改变自己对睡眠的看法和习惯，是彻底缓解失眠的方法。

- 即使躺着睡不着，也不用特别担心，只要懂得集中注意力，也自然达到睡眠放松的效果。

- 我们负面的认知，对自己的影响远远超过失眠。失眠，可以是我们转化自己的认知和态度最宝贵的机会。

练习 7　不加任何反应

假如你在前一章跟着做随息的练习，不知不觉就会发现，一个人轻松面对生命，呼吸也会跟着慢下来。我们也就很自然进入随息的状态，甚至可以做到以下所讲的练习：

我们躺在床上，随时，让念头来，让念头走，都可以不去干涉。任何念头，正向，负向，怎么来，就让它来吧，怎么走，就让它走。

我们试试看，看着各式各样的念头来来去去，可不可以不加任何反应，最多，我们只是单纯地见证念头来，念头走。

做习惯了，我们自然会发现自己可以观察到任何念头，而同时也可以放过任何念头。

当然，有时候念头带来相当负面的情绪，或是强烈的萎缩，会让我们踩不了刹车。这是难免的，每个人都是一样的。

到这里，也就接受前面踩不了刹车，甚至可能有相当负面的念头。

假如心痛，也就接受心痛。

假如有窝囊，也就接受心中的窝囊。

假如有悲伤，也就接受悲伤。

没有安全感，也就接受自己始终没有安全感。

有恐惧，也就接受自己有恐惧。

任何情绪，任何念头，前面踩不了刹车的情绪和念头都可以接受，而不断接受现实，不断体会到过去已经过去了，而现在重新开始。

重新开始，最多也只是接受。接受心中所带来的任何考验或变化。接受没办法睡着，接受有一个障碍在心中，叫作失眠。

这种练习，假如长期做，不光可以让我们面对失眠，而你我也自然会发现睡眠的质量也跟着改。

甚至，我们面对白天的态度，也就跟着改了。

很多状况，本来没办法接受，而现在通过简单的深呼吸，长吐气，再接下来，不断地接受，我们也就比较好过了。

一个人白天比较好过，晚上失眠的问题也自然减少。甚至，什么叫睡眠的问题，我们也自然知道它不存在，本身是头脑投射出来的一个问题。

只要采用这种练习，不需要刻意去改变人生的态度，甚至不需要再对睡眠做一个或好或坏的解释，这些都不需要，它自然已经从失眠的根源着手。

我很希望，你不断重复这一篇的 7 个练习。就像前面所讲的，失眠的问题还算小，人生的问题才是大。这里所讲的练习，其实是面对整个人生的心态转变。然而，也会把过去我们认为的失眠，做一个彻底的解答。

贰

睡眠是什么？

或许到现在，你心里还一直认为，要解决或了解失眠，首先要了解睡眠。

　　然而，从我的角度来看，这种前提倒不是必要的。毕竟，睡眠是我们每个人都有的本能。并不需要懂了睡眠，才可以睡着。

　　你会发现，到现在，我还没有开始从生理的角度解释什么是睡眠。一般睡眠的书籍可能会先集中说明睡眠的生理作用，尤其我个人有医学和科学的背景，更应该如此。然而，我选择用这种相反的手法。我相信你也已经发现，我想谈的倒不只是睡眠或失眠，而是更大的意识层面。

　　对我，睡眠最多是一个意识转变的工具，或说理解意识的门户。如果这本书只集中在睡眠的介绍，也就失去了我的本意。

　　另外，你也可能发现，如果你认真做前面的 7 个练习，失眠可能也减轻了大半，甚至已经走出来了，倒不需要再钻研科学的层面。但是，为了这本书的完整性，我还是希望你耐心读下去。或许可以帮助你建立一点信心，而更肯定地继续进行前面所讲的练习。

　　但愿你读到这里，已经可以解开个人失眠的问题。甚至，你会希望用你的方法去帮助有失眠的朋友。如果能够做到这一点，这本书的目的也就达到了，而我最多也只能为你高兴。

01
脑波的发现

　　无论从科学还是医学的角度来看，现代人一直相当清楚睡眠的重要性。睡眠，不光对记忆、学习、创意和情绪有一个主要的作用。包括在运动领域，也有相当多的研究，来强调睡眠和临场表现的关系。

　　不只如此，睡眠有一种充电甚至疗愈的效果。这种疗愈不光是对头脑的运作有帮助，而且让身心每一个角落都获益。

　　以前的人都知道，有时候遇到了事，索性蒙头大睡，不光感冒等等的不适会好转，就连慢性病也跟着好了。一般人也会说，遇到烦心的问题，还不如干脆就把它睡过去。不光头脑的烦恼可以得到最好的解答，有时候，身体也会得到疗愈。

　　然而，这些流传了千百年的常识，虽然大家都采用，倒是没有具体的根据。一直到1924 年，一位德国的心理医师贝格尔（Hans Berger，1873－1941）发明了测量脑波的脑电图设备，才改变了一切。

　　在介绍贝格尔的科学发现之前，我想先

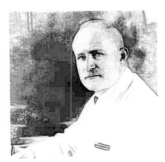

讲一个小故事。相信很多读者可能也会好奇，像脑电图这么重大的突破，怎么不是由正统的神经生理学家来发现，而竟然是由一位心理医师带出来？

贝格尔本来在东德中部的大学城耶拿（Jena）主修数学，这个大学城出过相当多科学和文学的知名人物，包括量子物理学家薛定谔。贝格尔本想成为天文学家，但第一个学期刚过，他反而放弃学业从军去了。

在军营里，有一次进行马术练习时，他骑的马突然两个后脚站起来，把他摔到地上。相当惊险，幸亏没有受到重伤。没想到，家乡的姊姊虽然离他几十千米远，却突然有一个直觉，知道他有危险，央求父亲打电报去询问他的情况（别忘了，当时没有手机，也不可能发短信）。

这一次意外，当然让年轻的贝格尔很震撼。但是，更震撼的是，他的姊姊为什么会得到这样的灵感？贝格尔在1940年这么写"在生死关头的那一瞬间，我大概把自己的意念转达了出来，而姊姊和我很亲近，也就自然成了这个念头的接收者。"

退伍后，他忘不了这个经历，自然想去读医学，希望能找到这种感应的生理机制——也许是脑部某个区域的运作，可以和个人的灵感或感应能力联结起来。

贝格尔1897年毕业后，表现相当优秀，不到40岁就成为最高阶的主任医师。在1927年，成为耶拿大学的校长。1924年，他发现了脑电图的现象、技术和设备。就连脑电图（electroencephalography）这个词，也是他发明的。

脑电图的操作很简单，最多只是把一些电极贴到头皮上，不会疼痛，也没有侵入性。虽然电极和大脑皮质的神经元之间，还有头皮和头骨的阻隔，也难免受到肌肉牵动和外在环境的干扰，但是，还是可以测到一些很小的电压变化。

好睡：新的睡眠科学与医学

这些电压，其实是头脑的神经元通过神经传导作用释放出来的，是一波一波发生。到了头皮，我们测到的最多只是很小的信号变化。然而，就从这些小小的变化，一天下来，还可以观察到各种状态（包括睡眠）的脑波形态都不一样。如果一个人的左右脑失衡或是有癫痫，也可以从脑波看出异常。

当时，贝格尔觉得很不可思议。这些现象实在太重要了，他花了整整 5 年反复确认，才发表第一篇脑电图的论文。

我以前很喜欢跟年轻人分享这个故事，希望大家对待真正重要的研究或是足以得诺贝尔奖的重量级发现，要格外慎重。现在的研究人员受到升等和经费申请的压力，有时候即使在克服一个相当有分量的题目，也等不及把完整的推论验证完成，就要抢时间分段发表，好像舍不得把各方面的证据累积起来，做一个真正有深度、有重量的突破。

贝格尔明明是一位心理医师，却发明了脑电图。这个事实相当有趣。毕竟，一般的医师和生物学家会认为心理医师的科研基础不够扎实。反过来，心理医学界也会嫌他不够正统。贝格尔的论文发表之后，过了大概十年，其他主要的实验室陆陆续续重复了他的发现，脑电图的研究才开始被大家接受。

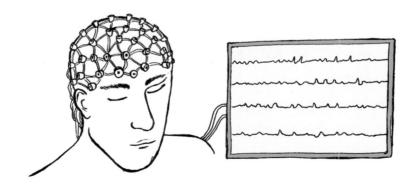

睡 眠 是 什 么 ?

贝格尔不光是发明测量脑电图的设备，还发现一个奇妙的脑波模式，是每秒振动 9—14 次的 α 波，也有人用他的名字称为贝格尔氏波（Berger wave）。我在《静坐》《不合理的快乐》和《短路》介绍身心变化时，也常提到 α 波。贝格尔除了发现 α 波，代表一般清醒状态的 β 波也是他发现的。

我们一般清醒的状态，脑波的频率是比较快的，例如每秒振动 14—30 次的 β 波和每秒振动 30 次以上的 γ 波。相较之下，α 波算是比较慢的脑波。

早期的科学家并不知道有 γ 波，是脑电图突破了类比设备的上限，科学家才"看见"了 γ 波，并且体会到这是代表一种高度清醒的专注状态。γ 波的状态，有人认为就是心流。此外，还有昏沉入睡的 θ 波（每秒振动 4—8 次），以及深睡状态的 δ 波（每秒振动 1—3 次）。

很有意思的是，不同形态的脑波，其实是因为脑电图设备改进才发现的。我时常说，我们观察的工具，限制了我们所能够看到、体会到、理解的。限制脑科学家的是脑电图的设备。限制我们每一个人的是五官和头脑。

三十多年来，我每次谈到静坐可以让脑波变慢，也一定会谈到 α 波。一个人在休息或静坐的过程，脑波自然会慢下来，而在清醒或动的时候，脑波会加快。当然，贝格尔还没来得及进一步发现脑波的谐振现象（coherence）。谐振，也就是脑部整体的电波达到同步。这是通过静坐，可以在头脑达到的。一样的，我过去在《静坐》用很多篇幅解释过，通过同步的谐振，身心可以最不费力地运作。

1938 年后，世界各地最有成就的脑科学研究者，也开始用脑波帮助诊断，而使得脑电图变成一门显学。相信你读到这里，会觉得贝格尔应该得诺贝尔奖才对。可惜，他没有。

好睡：新的睡眠科学与医学

贝格尔一生经历了两次世界大战，而两次战事都有参与。以科学家来说，相当可惜。这样的背景，让他摆脱不了政治上的争议。我相信，这是他没有得到诺贝尔奖的主要原因。

诺贝尔奖的遗珠之憾，其实不在少数。我在《真原医》提过，当年在洛克菲勒实验大楼从事研究工作时，和马卡蒂（Maclyn McCarty）相当要好。他其实是 DNA 的发现者，但是，诺贝尔奖却在 1962 年给了解开 DNA 分子 X 光结构的华生和克里克，没有他的份。他的一生，虽然因为这些突破得过大大小小的奖项，但始终与诺贝尔奖无缘。

━━ 有用的几个重点：

- 有了脑电图的发现，睡眠才正式变成一个科学的领域，可以重复验证。

- 跟一般人想的不一样，并不是生理学家发现了脑电图，而是一位心理医师贝格尔发现的。他很慎重看待这个现象，反复确认，经过 5 年才发表出来。

- 我们脑波的快慢，会自然反映我们清醒、休息放松的状态。愈清醒，脑波愈快。睡眠愈深，脑波愈慢。

- 通过静坐，我们不光可以让脑波慢下来，甚至可以让脑波达到同步。身心的同步，是我们最不费力的状态。

02
从睡眠看梦

　　我相信，你读完前一章，会自然发现，我毕竟从事了多年的科学研究，就连写书，也不想放过一些学术上重要的突破。当然，这个习气现在稍微有点改进了，虽然还是科学，但会多谈一些背后的故事。

　　回到睡眠，贝格尔的实验室和后来各地的科学家都发现，人即使睡着了，脑部还是有电波的活动。倒不像过去的人所认为的，脑在睡眠时完全是静止的，或最多只是一种从世界退出的状态。

　　有了脑电图，我们终于有工具可以了解脑部各种状态的变化，甚至去掌握变化的原则和规律。从20世纪50年代开始，睡眠实验室非常活跃，科学家请人来实验室过夜，在受试者头皮上贴电极，记录一整晚睡眠过程的脑波变化。

　　从这些脑波变化的研究，得到最明显的发现是——不光是我们前面提过，古人睡眠是分段的，就连从脑波来看，我们的睡眠确实是分段的。一整晚的睡眠，大约要经历4到5次重复的周期。每个周期大概1.5—2小时。这是大致的情况，但我还是要提醒你，每个人的情况不一样。有些人需要的多，有些人需要的少。

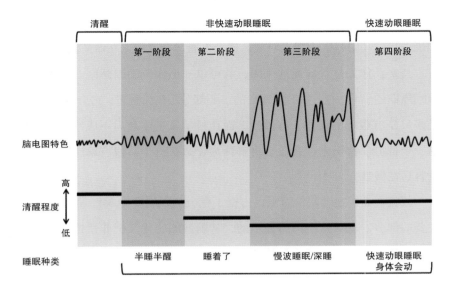

夜间睡眠的90分钟循环

清醒	非快速动眼睡眠			快速动眼睡眠
	第一阶段	第二阶段	第三阶段	第四阶段

脑电图特色

清醒程度 高 ↕ 低

睡眠种类 半睡半醒 睡着了 慢波睡眠/深睡 快速动眼睡眠 身体会动

　　重要的是，就像上面这张图所表示的，每个大约 90 分钟的周期，又可以分成两大部分。这两大部分的分界是很有趣的，是用睡着后眼睛的动作来区分。一个称为快速动眼期（rapid eye movement, REM），另一个就是非快速动眼期（简称 non–REM, NREM）。

　　我们假如整晚没事，观察家人或朋友睡觉，自然会发现并不像我们想的那样，人睡着了就面无表情。有些人睡着后表情还相当丰富，时而皱眉，时而吞口水，还有些人会说话，甚至拳打脚踢。在其中，有一个特殊的现象：我们有时候会看到睡着的人，虽然眼睛闭着，但是他的眼珠子在眼皮下滚动，速度还很快。就好像虽然睡着，却还在头脑里忙碌地看着什么。这个现象，睡眠科学家也观察到了，也就是前面所称的"快速动眼"。

　　这种快速动眼睡眠是非常普遍的，不光人类有，就连其他哺乳类动

睡 眠 是 什 么?

物和鸟类都有。也许你还记得，小时候看着家里的猫狗睡觉，非但一样会动眼睛，还会在睡梦中低声呜呜叫。更有意思的是，在人类的例子里，如果在快速动眼睡眠中把人叫醒，这个人通常会说他正在做梦。

其实，你光是看前面这张图，就可以知道快速动眼睡眠只占了整个睡眠周期的 1/4 左右，并不是睡眠的主要部分。在我看来，它会引起关注，最多只是有眼球的动作、有做梦，而让科学家把注意力不成比例地放到这一个部分。接下来，我还会再解释为什么在这个阶段有动作，而好像更容易在做梦。

其实，非快速动眼的睡眠，占据了整个睡眠周期的 3/4，可以说才是主要的部分。就像这张图所显示的，从脑波的变化又把非快速动眼睡眠区分出 3 个阶段。随着 3 个阶段（早期也有人说 4 个）——深入，睡得愈沉，愈难叫醒。

睡眠是有深浅的。我们大概都有过这种经验，睡得很沉，不要说闹钟，就连地震、飞机或消防车的声音都听不到。但是，也有时候睡得很浅，就连冷气、电风扇或房里一点动静，都可以把我们叫醒。

从这张图我们可以看到，从醒着，到进入睡眠，是先经过非快速动眼的睡眠，睡到最深最深之后，才进入快速动眼睡眠。

快速动眼睡眠的现象，是在 1953 年由现代睡眠研究之父克莱特曼（Nathaniel Kleitman，1895—1999） 和他的学生发现的。他们很快就发现了这种睡眠和做梦的关联。

克莱特曼是在苏联出生的犹太人，老家位于现在东欧内陆摩尔多瓦共和国的首都。第一次世界大战期间，欧洲大陆掀起一波反犹太的浪潮。他从苏联辗

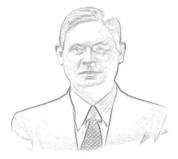

转流亡到巴勒斯坦，再到美国。他对意识的研究特别感兴趣，而且认为要懂意识，要从睡眠无意识的层面着手。从他后来所达到的成就来看，就好像是这一生的颠沛流离和考验，让他的注意力一心落在眼前的研究。我相信，在各领域有成就的人物，不少人和他有类似的经历。

克莱特曼到美国之后，他的研究生阿瑟林斯基（Eugene Aserinsky）发现自己的儿子睡着时，眼睛会在眼皮下来回动得很快。这也引发了克莱特曼的好奇，立刻回家去观察自己的女儿，而在1953年用"快速动眼期"来描述睡眠中的这个现象。

后来真正把"快速动眼期"研究透彻，甚至让睡眠研究成为一门显学的，是克莱特曼的另一位学生德门特。这位德门特，也就是我在第一篇提到人可以多久不睡的故事里，为当时还是高中生的嘉德纳做记录的斯坦福大学科学家。他建立了快速动眼睡眠和梦的联结[1]，后来又做了一些诠释，比如说眼球快速的滚动，其实是睡着的人在做梦时看到一些东西，眼睛才会动。

然而，梦，在睡眠中都有，就连非快速动眼期的睡眠也有[2]。但是，在快速动眼睡眠中特别丰富而逼真，而让我们醒来后还记得。此外，快速动眼期是最浅的睡眠阶段。一个人进入快速动眼睡眠后，通常再过几秒也就醒了。也因为如此，我们才有做梦的印象。

最有意思的是，在快速动眼睡眠中，我们身体肌肉的张力很弱，甚至好像瘫痪。这是脑部最下方的脑干有一个"肌力压抑"的机制，将我

---

[1]　Dement, William, and Nathaniel Kleitman. "The relation of eye movements during sleep to dream activity: an objective method for the study of dreaming." *Journal of Experimental Psychology* 53.5 (1957): 339.

[2]　Foulkes, William David. "Dream reports from different stages of sleep." *The Journal of Abnormal and Social Psychology* 65.1 (1962): 14; Siclari, Francesca, *et al*. "The neural correlates of dreaming." *Nature Neuroscience* 20.6 (2017): 872.

们随意肌（用意志力可以控制的肌肉）活动都压抑下来了。只有这样，一个人在做梦的时候，才不至于手舞足蹈，或把梦里面更激烈的动作带到现实。有些人因为各种原因失去这个机制，在睡觉时动作很剧烈，甚至要用绳子把自己绑住，或者把自己裹在睡袋里，才不会让自己或身边的人在睡梦中受伤。

这些发现，对我们而言，也不过就是几段话，还占不到一章的篇幅。然而，别忘了，在科学领域，每一个发现，再怎么微不足道，都是通过数不完的实验和观察，点点滴滴的努力和心血，才累积出来的结论。

比如说肌肉张力在快速动眼睡眠受到压抑的现象，最早是一位法国的科学家朱维特（Michel Jouvet，1925—2017）[1]在1959年用手术刀切断猫的脑干神经，才发现这个压抑肌力的机制。这些猫的脑干神经被切断后，睡觉时肌力不再被压抑。这样，他们睡梦中动作变得很大，有时还会跳起来，甚至会跑。好像不是在抓老鼠，就是在逃命。

肌力压抑的现象，其实我们多少都体验过。有时候，也许是疲劳、失眠、睡不好，人刚醒过来时会觉得自己动不了，好像被一个很重的什么压住。甚至有些人会觉得全身麻痹。当然，有人会说这是"鬼压床"，做各种层面的解释。然而，对研究睡眠的科学家而言，更可能是身体还来不及退出肌力压抑的状态所导致的。

---

① Jouvet, Michel. *The paradox of sleep: The story of dreaming*. MIT Press, 2000.

好睡：新的睡眠科学与医学

━━ 有用的几个重点：

▪ 从脑波来看，一整晚的睡眠可以分成4到5个循环，每个循环是接近1.5—2小时。

▪ 每个循环中，可以再依照眼球的运动与否和脑波的特色，区分成快速动眼睡眠和**非**快速动眼睡眠。

▪ 一个人在睡眠中，眼睛正在快速转动，如果这时候被叫醒，他通常会说他在做梦。

▪ 一个人在快速动眼睡眠中，虽然脑波动得很快，但身体的肌肉受到压抑，反而没有力气。

▪ 梦，其实不是快速动眼期才有。只是我们比较容易记得这时的梦。

▪ 科学研究是点点滴滴的累积，再微不足道的现象，都要经过反复的验证。这一点，也是科学家最可爱的地方。

你可能发现，我在这一篇还没有带出练习。主要的考虑还是希望给你时间，让你进入第一篇的7个练习。这些练习，只要做，一定会有效果。

我知道，看书的步调通常比练习快，然而，这些练习，其实比这些章节的内容还更重要。我会建议，每个练习至少持续一星期，才能达到一定的熟练度。

在这里，再一次提醒你，随时记得深吸气、深吐气，记得感恩的功课。

03

梦

我知道，如果谈梦，只谈到这里，你可能认为不够过瘾。毕竟，对睡眠，你能记得的，可能也就是梦。过去，你或许也读过或接触过不少梦的诠释，都在强调梦的重要性。确实，讲到梦，可以谈的不只是快速动眼睡眠，还有梦在心理层面的意义，甚至对人生是不是有什么代表性。我相信，这是每个人都想知道的。

梦，是睡眠中不由自主产生的一系列心理影像和身体的觉受。前面提过，睡眠的每一个阶段都可以有梦，但是只有快速动眼睡眠的梦比较鲜明丰富，而容易被记得。一般来说，一个晚上，我们会有 3—5 次梦，大概每 90 分钟一次。一场梦的长度，可以短到几秒。长的，也许有 20 分钟。

科学家通过整夜的脑电图观察，在每个睡眠阶段把人叫醒，发现**非快速动眼睡眠**其实也会做梦。或许可以说，梦可能是一种很基本的脑部功能。然而，我们一般人醒来后，或许 5 分钟不到，就会忘记一半左右的梦；可能不到 10 分钟，就几乎要全忘了。要是前一天晚上没睡饱，或赶着起床出门，会忘得更快。在睡觉时，头脑的短期记忆是不活化的，我们才记不得大多数的梦，最多是记得比平常更激烈或醒来前才做的梦。

大多数文化都有类似的传说，把梦当作是一种与灵或神直接交流的管道。就像把梦当作通往另一个世界的门户，而且是属于灵的世界。古希腊人就相信，梦代表了直接由神明传递而来的信息。就算不是神或灵要转达的信息，对古人而言，梦好像还可以预测命运，也就重视解梦。

　　直到 18 世纪西方启蒙运动兴起，对理性的需求才逐渐取代了对梦的重视。后来，没有想到，弗洛伊德在几十年后，又把梦的重要性带回来。他甚至设立了一套完整的解析，把梦里的一切都当作象征，而每个象征都有意义。也就这样，对大众文化和心理学影响了几十年。

　　弗洛伊德认为，梦可以揭露一个人内心隐藏的冲突，而这些冲突是难以在一般社交情况表达，或是太痛苦而记不得，只能通过梦当作一个出口。他相信这些过去的难题会改头换面在梦里出现，如果将这些梦做一点适当的解释，或许可以帮助当事人释放心理压力，为问题带来一点线索，解开恐惧、焦虑，甚至疗愈心理和生理的疾病。

　　当然，并不是每个科学家都能接受弗洛伊德的理论。对有些科学家而言，梦，只是脑部随机的作用。当初定出 DNA 结构而得到诺贝尔奖的克里克，后来也投入了意识的研究。克里克通过计算机运算的模拟，也建立了自己的梦的理论[①]。他认为脑部通过学习累积了太多信息，自然要有一个清理的程序。在这个清理程序中，脑想要删除的链接和信息，就变成了梦。从这个角度来说，梦没有什么特殊的意义，最多只是正常脑部作用的副产品。梦见，好像是为了要忘记。这种解释，虽然可能让人失望，但想想那些杂乱而很难记得的梦，这种说法也有它合理之处。

　　你可能还记得克莱特曼的学生德门特，他先证实了快速动眼睡眠的脑部作用和清醒状态类似，并不是什么深刻的作用。此外，科学家也发现，

---

① Crick, Francis, and Graeme Mitchison. "The function of dream sleep." *Nature* 304.5922 (1983): 111-114.

梦并不是人类才有的本事，鸟类和哺乳类动物也一样会做梦。爱唱歌的斑胸草雀（zebra finch）会在睡梦中重复刚学到的新曲调[1]，老鼠也在梦中重复白天走迷宫的过程[2]。你绝对想不到，为了证明睡觉和做梦是一种很普遍的生物现象，还有科学家去量测蜥蜴的脑波，而发现它们的脑部睡着了一样有快速动眼睡眠、深睡各阶段的波动[3]。对这些科学家来说，梦，是一种纯生理的现象，最多像是从白天的生活"下线"后，脑部继续进行练习，而不见得带有什么更深的意义。

至于梦的内容，也可以从神经科学来解释。举例来说，控制情绪和记忆的位置，也就是我之前常提到的情绪脑—边缘系统（包括杏仁核和海马回），在快速动眼睡眠和做梦时，作用是相当激烈的。同时，负责理性控制的前额叶，则相对不起什么作用。光是这些脑区的运作，或许已经可以解释为什么大多数的梦都集中在我们熟悉的人事物，而梦的内容往往不理性，没有合理的情节。

有意思的是，正是因为梦见的通常是熟悉的人事物，才会让我们在梦中觉得梦是真的。美国西储大学的心理学家霍尔（Calvin Hall）历经30年研究，整理了男男女女的 15 000 个梦，包括梦的场景、有几个角色、每个角色的性别、对话内容、梦里的情节是舒服的还是吓人的[4]。他发现，大多数人的梦都是可预期的，而且通常反映了当天或前几天生活里的事。就像古人说的"日有所思，夜有所梦"，成年人梦到的多半是在家里或

---

[1] Dave, Amish S., and Daniel Margoliash. "Song replay during sleep and computational rules for sensorimotor vocal learning." *Science* 290.5492 (2000): 812−816.

[2] Louie, Kenway, and Matthew A. Wilson. "Temporally structured replay of awake hippocampal ensemble activity during rapid eye movement sleep." *Neuron* 29.1 (2001): 145−156.

[3] Shein-Idelson, Mark, *et al*. "Slow waves, sharp waves, ripples, and REM in sleeping dragons." *Science* 352.6285 (2016): 590−595.

[4] Hall, Calvin S. "What people dream about." *Scientific American* 184.5 (1951): 60−63; Hall, Calvin S., *et al*. "The dreams of college men and women in 1950 and 1980: A comparison of dream contents and sex differences." *Sleep* 5.2 (1982): 188−194.

办公室的熟人，小孩子会梦到动物……然而，梦确实也带着象征的意义。举例来说，梦里的陌生人几乎都是不怀好意的。

梦也许就是一种脑部的基本运作，帮助我们记得、分析并解释生活中的遭遇。在梦里重演白天的事件，就好像重新理解这些事件的意义，也同时帮助改善记忆、学习和一个人适应环境的能力。从这个角度来看，我们可以把梦当作是一种大脑模拟现实生活的方式，准备我们面对未来，或在心中预先测试各种可能。

———

除此之外，我认为比较重要的是，梦可以是一种减轻焦虑的方式。我常常提到恐惧和萎缩是 21 世纪人类疾病的最大根源。梦，可以是我们生活负面情绪的一个出口。

确实，在霍尔的调查中，也发现绝大多数的梦是不愉快且负面的。为什么？有些心理学家认为，通过脑部的处理，梦将焦虑与恐惧和我们本来就知道的事件混合起来，可以减轻恐惧[1]。从这样的角度，我们可以把噩梦当作是一种安全的释放强烈情绪的方法。有些神经心理学家采用演化的理论，认为梦可能是一种演化留下来的机制，帮助我们从过去的恐惧经验中学习，而能面对危险和威胁[2]。

情绪力道很强的人生创伤，例如分手、离婚、亲人过世、车祸，甚至会让有些人一辈子走不出来。这些事比较容易记得，通常也会让身体分泌肾上腺素，而促使脑部在夜里再一次回顾这些创伤。身体或心理受到很重的创伤的人，可能会有一阵子都睡不好，甚至被噩梦惊醒，在睡眠中突然哭喊着醒过来。就好像痛苦重到连睡眠都消化不了。

---

[1]　Nielsen, Tore, and Ross Levin. "Nightmares: a new neurocognitive model." *Sleep Medicine Reviews* 11.4 (2007): 295–310.

[2]　Revonsuo, Antti. "The reinterpretation of dreams: An evolutionary hypothesis of the function of dreaming." *Behavioral and Brain Sciences* 23.6 (2000): 877–901.

芝加哥圣路加医疗中心（St. Luke's Medical Center）的科学家，追踪了一群离婚女性的梦，观察到离婚后恢复最好的女性，比起没有恢复过来甚至陷入忧郁的女性，通常知道自己有做梦，而且梦比较长、比较复杂，混杂着刚发生的新鲜记忆和过去的旧经验，就好像在通过梦去消化心理上的创伤[1]。

对一些心理学家来说，有些噩梦，就像一种夜间本来就会发生的心理治疗。生活里的难受，与本来就有的记忆混合搅拌。混合再混合，情绪上的冲突和压力也就被冲淡，不那么强烈了。他们也认为，快速动眼睡眠是一种调控情绪的睡眠，让我们在整合记忆时，同时清除里头所含的情绪[2]。

也许我们可以这么说，梦反映了我们日常所遇到的问题。包括烦恼，会通过梦来化解掉。我们其实没有必要去一一深入解读每一个梦，反正它自然会消化掉清醒时来不及处理的情绪的结。

其实，这几十年的研究，并不见得真的推翻了弗洛伊德的理论。对一个心理有严重障碍的人，梦，确实可能反映他过去所遇到的状况，而且是非常隐秘，连当事人可能都不记得的创伤。通过梦，这些失落不断重复自己，就像想要找一个出口。现代的心理学家也试着通过梦，帮人理解自己的焦虑，而进一步通过认知和生活形态的转变，从无意识的焦虑和恐惧走出来。

————

从我的角度来看，这些噩梦，其实不需要去刻意消除，也不需要去猜测它代表什么。只要给自己一点空当，不要去追究噩梦的内容，也不

[1] Cartwright, Rosalind D., *et al.* "Broken dreams: A study of the effects of divorce and depression on dream content." *Psychiatry* 47.3 (1984): 251–259.

[2] Goldstein, Andrea N., and Matthew P. Walker. "The role of sleep in emotional brain function." *Annual Review of Clinical Psychology* 10 (2014): 679–708.

好睡：新的睡眠科学与医学

急着让自己多睡多少小时。单纯地知道自己做了噩梦，知道自己睡得不好，而让它这么发生，这么过去。接下来，自然会发现，也许还是有噩梦，但是梦里的情绪已经开始慢慢减弱。

至于各种关于梦的理论或解读，我认为最多也只能做一个参考，没有哪一个说法有全面的代表性，而值得特别去追究。如果过分强调梦境的意义，反倒可能会通过一再的噩梦，不断地强化过去某一个悲伤或是失落的经验。也就这样，不断加强一个负面的回路，让人愈来愈当真，愈难走出来。

对梦境的内容过度在意，不光不能通过梦来解答现在的困境，反而还可能加强了本来就有的创伤和痛苦。其实，你会发现，想要解开痛苦，没有必要重复梦或任何经验。经验，包括梦，是重复不完的。我们要先解开自己的心态，才可能解开噩梦。这时候，必须要跳出自己现有的生活的框架，才可以解开创伤，从失落走出来。

我个人几十年观察下来，总觉得过去心理的疗愈太集中在解释梦和情绪的体验，想通过梦或这些经验，让过去的创伤消失。我认为这并不是容易的取向，对我们任何人来说，这种心理受伤的体验都可能是数不清的，就是释放一个，又会有别的。

反过来，我认为比较重要的，也是"全部生命系列"的重点，是我们彻底往内心反转，往上游追求，追究这些创伤的来源。而通过这种追求，我们才可以彻底地处理梦或伤痛，而将我们对生命的看法做一个彻底的调整。只有这样，我们才可能把睡眠的质量彻底转变。

这个过程中，如果有失眠，跟我在《真原医》讲的任何身心状况其实都一样，要全面地来面对，而不是把失眠独立出来，当作一个最严重的问题来谈。反过来，我很有把握，通过种种生活习惯的改变，失眠自然会跟着改善。

在我看来，梦本身也是一个头脑的产物，倒不需要用其他的道理来解释。我们自然都经验过，在做梦的阶段，头脑其实还是很活跃。这一点，也反映在前面提到的脑波的反应上。后来的科学家也指出了一种自动运作的机制——"脑部默认网络"，随时都在随机地产生念头、反射、各种习惯和本能反应。在这种运作下，脑部并没有办法真正休息。

从生命更深的层面来看，梦最多是帮助我们整合，面对生命的不均衡、缓解恐惧。此外，梦没有更深的意义。反倒是只有在无梦的深睡，一个人才可以直接放松，而得到最大的休息。

你会发现，我为什么要不断强调无梦深睡的重要性，希望用各式各样简单而随时可用的方法，把你我的注意力摆到无梦的深睡，倒不是再让我们把注意力集中在梦。对我，梦和平常清醒的状态是分不开的，同样都是头脑在运作。假如一个晚上的梦，我们把它称为小梦，最多，只能把一天下来表面上清醒的状况，称为大梦。

我们认为这个世界很理性，其实是和梦一样地不理性。然而，这种理性的架构，是通过人的逻辑在做衡量，而人的逻辑或任何可以表达的逻辑，本身只是在一个狭窄的范围在运作，没有什么独立存在的重要性。既然我们的人生完全落在一个狭窄的轨道运作，我们自然只会认为白天一般"清醒"的印象是合情合理，而根本不会想去怀疑。

通过"全部生命系列"的作品，我不光希望可以把身心的均衡（包括好睡）找回来，而接下来更重要的是，可以让我们从夜晚的小梦和人生的大梦醒过来。

▰▰▰▰ 有用的几个重点：

▪ 梦，似乎是一种很普遍的脑部运作程序。不只人，动物也会做梦。

▪ 对我们来说，梦，是来整合白天和过去的经验，重新进行排列。也有人认为，梦，只是大脑运作的副产品。

▪ 睡眠中，除了无梦的深睡，其他阶段都有梦。只是我们比较容易记得快速动眼期的梦。

▪ 生活中的焦虑和恐惧，可能会换个方式从梦里浮出来。这或许是大脑消化负面情绪和恐惧的方式。

▪ 只有在无梦的深睡，我们才可能达到真正的休息。

▪ 从我个人的看法，梦没有更深的意义，最多是反映一天下来的均衡或不均衡。要面对心理的创伤，我们反而是要追求意识的根源，才可以彻底让我们的人生（包括睡眠）得到全面的转变。

▪ 站在"全部生命"来看，夜里睡着和白天清醒，都一样是梦。只是一个短，一个长。放过这两种梦，也是我们这一生最大的功课。

04
睡眠的过程

　　克莱特曼相当长寿，活到104岁。梦与快速动眼睡眠的话题正热门时，他已经70几岁。很难得的是，到了近90岁高龄，他的头脑仍然清晰与稳定，可以写全面性的综论，总结了他后来投入的"基础作息周期"观念二十多年的发展[①]。100岁时，他参与美国睡眠学会的年会，在2000多名专家前，回顾了自己早期对睡眠研究的热情、所面对的困难，以及对睡眠研究领域茁壮至今的感叹。

　　克莱特曼和他的学生德门特的表达能力相当强，让睡眠研究成为一股风潮。再加上快速动眼睡眠这个主题和梦有关，大众自然会相当感兴趣。我记得大概在20世纪70和80年代，很长一段时间，媒体只要谈到睡眠，不免都要谈梦。一谈梦，自然就开始讲快速动眼睡眠，就好像它才是睡眠的主角。

　　一开始，为了研究快速动眼睡眠，德门特设计实验，把一个人在快速动眼期中叫醒，连续好几天。接下来，这个人的睡眠如果不再被打断，

---

① Kleitman, Nathaniel. "Basic rest-activity cycle—22 years later." *Sleep* 5.4 (1982): 311-317.

好睡：新的睡眠科学与医学

快速动眼期的时间比例自然会变高①。后来有些科学家就用这个现象来强调快速动眼睡眠是不可或缺的。

但是，如果你仔细看，会发现其实睡眠的每个阶段都重要，并不是单单一个快速动眼阶段重要。对这个阶段的重视，多少是大家都好奇梦，和睡眠本身不见得有真正的相关。德门特当初是由快速动眼期进入睡眠研究领域，自然也用快速动眼睡眠当作睡眠阶段最主要的分期。然而，从我的角度来看，把一个只占睡眠时间1/4的阶段变成了主要的分类，多少是高估了快速动眼睡眠的重要性。

回看第071页提过的睡眠阶段的图。在看脑电图时，我们要观察的重点有两个：脑波上下变化的幅度和振动的频率。

你会看到，快速动眼睡眠和第三阶段的深睡，在脑电图上有显著的差异。快速动眼睡眠的脑波更接近清醒状态，好像没有在睡。在快速动眼睡眠中，脑的耗氧量、呼吸、心跳等数据在整个睡眠中也是偏高的，和清醒状态已经相当接近。除了还在睡之外，快速动眼睡眠和清醒状态的主要差异其实在于，身体的肌肉这时是没有力气的。这就是我在第二章提过的"肌力压抑"机制，让我们在快速动眼睡眠中不会乱动。有时候，我们在半梦半醒间也会体会到一种瘫软无力的感觉。

过去有人把快速动眼睡眠称为"矛盾的睡眠"（paradoxical sleep）——好像不是睡眠，但又可以达到睡眠的效果。也有人把它翻译成不同步的睡眠，是在表达身心已经快要清醒，但又还没有醒，这种将醒未醒之间的不同步。

对我个人而言，从休息的深度来看，其实一向是**非快速动眼睡眠**比较重要。尤其是通过深沉甚至没有梦的睡眠，我们才可以得到彻底的休息，

①　Dement, William, Stephen Greenberg, and Robert Klein. "The effect of partial REM sleep deprivation and delayed recovery." *Journal of Psychiatric Research* 4.3 (1966): 141–152.

甚至让身心自然疗愈。后人的研究，也是证明如此。

虽然我们看不见大脑内部发生了什么事，但脑波的变化其实相当明显，从每秒振动 30—100 次的 γ 波、每秒振动 14—30 次的 β 波，到每秒振动 9—14 次的 α 波，甚至更慢的 θ 波和 δ 波。脑波不光是变慢，而且开始逐渐同步起来。同步，就是不同区域的脑波都一致化，也代表更深的休息程度。

非快速动眼睡眠的第一阶段，是一种半睡半醒的状态。在这个状态，一个人慢慢地失掉知觉。我相信，每个人都察觉过这个经过，有时候是突然失掉，有时候是慢慢地失掉。外围的印象变得模糊，呼吸和心跳自然慢下来，头脑和代谢也陆陆续续变慢。在这个阶段，身体还是会动。仔细观察，大概每半个小时，身体会挪动一下。

非快速动眼睡眠的第二阶段，人已经失去意识。这时候，我们已经真正睡着了，完全不知道周遭发生什么事。同时，肌肉的活动和张力更弱，脑波则进入每秒振动 4—8 次的 θ 波。最有意思的是，我们自己并不知道是怎么从第一阶段的半睡半醒，突然落到第二阶段的睡眠。就我的观察，还没有见过谁可以突然知道自己是什么时候睡着的。

非快速动眼睡眠的第三阶段，已经是一种深睡。我们的脑波变得更慢，到了几乎快要停下来的地步（δ 波，每秒振动 1—3 次）。身体的所有功能，包括呼吸、心跳、体温都降到最低。

这时候，要把一个人叫醒是相当难的。在深睡中被叫醒的人，反应会很迟钝，要很长时间才能恢复正常的运作。如果从这个阶段醒来，最好能够给自己一点时间慢慢醒，然后再去开车或工作，或从事其他需要专注的事。反过来，在快速动眼睡眠中把人叫醒，或许不那么难，但是被叫醒的人通常会觉得情绪受影响。

在深睡中，脑波变慢的同时，波幅也变大了。就好像原本零星发射的神经元组合成了整体。这个整体沉稳地一同呼吸，一起波动。另外，在这种深睡中，身体的代谢、血液循环和呼吸的波动已经降到最低，接近我常常讲的根本态（ground state）。

这个根本态，本身就是靠身心每一个角落自然的统一和同步，来轻松地运作。对我而言，不光是靠步调慢下来，还需要是同步，才能让头脑和身体得到那么大的休息和充电。这也是我通过静坐想带大家进入的状态。假如一个人长期睡眠不足，首先要补回来的，就是这种最深层的睡眠。

说了这么多，现在我们要进入一整晚睡眠阶段的图。这张图第一眼看到会让人觉得相当复杂，如果你也觉得眼花缭乱，不知道从何下手，这是很正常的，让我们一步一步慢慢来。

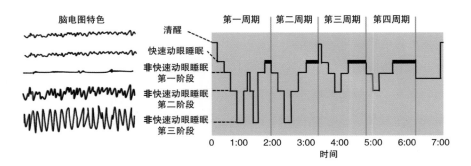

一整晚的脑波图

上图中左边是脑电图的记录，从上至下分别是——清醒、快速动眼睡眠以及 3 个非快速动眼睡眠阶段。前面提过，脑电图看起来很复杂，但操作上是很简单的——只是把一些电极贴到头皮上，去"窃听"脑部内部的活动。就像我们隔着木板墙，虽然听不到隔壁房间的人对话的详细内容，但是可以大概知道动静。

我们看图的右边，自然发现这个睡觉的人，大约在 7 小时内完成了 4 个周期。而睡眠阶段的变化，就像我们先前提过的。我们本来是清醒，很快进入熟睡，快速动眼期则是在每个周期的结尾出现，就像是睡眠周期的句点。比较有意思的是，随着我们睡眠"进度"的进展，睡了一个再一个周期，快速动眼睡眠所占的时间会愈来愈长。

如果一个人进入了睡眠的第一个阶段（半睡半醒），脑波已经开始慢下来，波幅也变小。再往下，振动变得更慢，但波幅变大。

到了第二个周期完成时，大概是在入睡后 3 个多小时，我们可以看到图上有一个凸出来的区域，超出了快速动眼睡眠的状态，而进入清醒的领域。我们很多人都有这种经验，睡到半夜，好像有点醒过来，但还很容易再入睡。如果这时候反而睡不着，我们也就开始担心自己失眠。

虽然前面谈了很多快速动眼睡眠的部分，但其实，我在这里谈睡眠周期的研究，是为了说明——非快速动眼睡眠是更重要的。只要看第一个周期，就会发现我们的身体首先要快速达到最深的休息，才能将时间和能量拨给快速动眼睡眠。

第一个睡眠周期里，我们在非快速动眼的深睡阶段停留最久。接下来的周期，深睡的长度才会慢慢减少。也就是说，不光非快速动眼睡眠重要，而且是第三阶段的深睡最重要。好像身体要先满足第三阶段的深睡需求，才可以停留在第二阶段的睡眠和第一阶段的浅睡。这些都够了，才停留在做梦。

这一点，可能跟一般人的想象与普遍的说法都是颠倒的。

讲得更透明，我们可以看到睡眠是分段的，一层层更深，而且很快就达到最深层。然而，如果休息够了，也是一层层变浅。

这个观念相当重要，我们的睡眠主要是为了得到深层的休息，才会这么排列。而且，是在第一个周期就要完成一个完整的非快速动眼睡眠。

希望你下次叫醒别人时，要记得这一点。

　　当然，我们说深层睡眠比起浅睡和快速动眼睡眠，更有绝对的重要性，也是太过于简化的说法。我们通常说的一夜好睡，除了看深睡够不够，也还看深睡和快速动眼睡眠的比例是否适当。

　　如果多半都是易醒的浅睡，或睡眠总是被打断，也就让我们的深睡时间变短，而让我们觉得累，情绪不稳定。我们也就会说，这是失眠的现象。

━━ 有用的几个重点：

- 在过去，快速动眼睡眠虽然抓住了媒体的焦点，但它其实只占睡眠的1/4。其他的时间，都是**非**快速动眼睡眠。

- **非**快速动眼睡眠中，深沉甚至没有梦的睡眠，头脑和身体的作用不但降到很低，还能进入同步，而让我们得到很深的休息。

- 反过来，快速动眼睡眠时，虽然身体的肌肉受到压抑，不会随便乱动，但种种生理现象都很活跃，包括脑波，也已经接近清醒的状态。

- 睡着时，是一层层深入，休息够了，再一层层变浅。

- 从睡眠周期的变化来看，就像身体要先满足第三阶段的深睡需求，才可以停留在第二阶段的睡眠和第一阶段的浅睡。都够了，才停留在做梦。

- 为了让我们得到睡眠的休息，我会继续介绍怎么建立好的睡眠环境，以及全面调整生活习惯，包括面对睡眠的心态。

练习 8　在生活习惯上，做一个调整

其实，面对失眠，我们采用各种生活习惯的调整，也就可以不费力地解决。至于如何进行环境和生活习惯的改变，我会陆陆续续彻底说明。但是，我还是要强调，第一篇的 7 个练习是最关键，是我们随时都要做的。不只睡前做，甚至一整天都应该做。

你需要自己多下功夫。这一点，没有人可以替代，我最多是在这里点出一个诀窍。通过这些练习，改变的不光是睡眠质量，还是这难得的一生。

是的，每一个人的睡眠状况和需要都不同。没有一套做法完全适合每一个人，我们要自己去实验不同的方法。可能让你惊讶的是，光是从这一章 087 页的脑电图，我们就可以找到解开睡眠问题的一把钥匙。

怎么说？

我们看这个脑电图，也会发现睡眠在持续 3—4 小时之后，自然会变浅。那时候，本来就比较容易醒过来，这是身体自然的运作。前面也提过，一个人不见得需要勉强睡 8 小时。半夜醒来，我们大可完全把它当作自然现象，不需要认为这有什么问题，不需要给自己压力，更不需要加上一个"我睡不好"或"我失眠"的念头。

夜里醒了，有必要的话，可以上洗手间，喝点水，或完成一点工作。古人也是这么做，而没有什么东西叫失眠。

我也想提醒你，这时试着做前面的功课。无论深呼吸、观想、随息还是感恩的功课，都可以帮助自己在心情上做一个大调整。这么做，睡或不睡也就没有压力。甚至，没有睡着的这一刻还值得我们欢喜，因为终于有机会练习。

我们知道，这些练习不光是为了面对睡眠，还是为了人生。自然会珍惜每个机会，包括睡眠中的空当。假如没有这个心态，而是睡眠一中断就恐惧不安，那么，最好还是回到第一篇的几个功课。只要做，自然也就把心调整。

我们只要坚持下去，不断回到练习，重复再重复。这样一来，我们自然会发现，夜里醒来也不需要起身，而是可以很顺地把睡眠延续下去。

然而，就算做不到，也没有关系。没有什么事，包括练习，有绝对的重要性，值得我们担心和烦恼，再带给自己一层不必要的忧虑。

其实，反倒是我们过度担心，才有一个失眠可谈。

我还是要提醒你，这里所讲的，你最多当作一个建议。无论做或不做，都没有关系。最重要的，还是给自己一点时间，重复第一篇的 7 个练习。

把基础打稳，接下来才能一起深入睡眠与生命真正重要的课题。

05

深睡时，发生了什么？

深睡，也就是前一章提到的非快速动眼睡眠的第三阶段，是最深的睡眠。在这个时候，身体的所有运作都降到最低，可以说是进入一种最深的休息状态。

从脑电图的特色来看，深睡，又称为慢波睡眠（slow wave sleep），也就是在这个阶段，脑波变得非常慢，甚至出现了愈来愈多的 δ 波。希望你还记得 δ 波是最慢的波，每秒振动 1—3 次，一个人在昏迷时的脑波就是这个频率。这种波，在正常状况下，只有在深睡时才有。

当 δ 波占了脑波的一定比例，例如 20%，甚至超过 50%，代表脑部愈来愈多的脑细胞在同步地慢慢振动。很有意思的是，这种同步，是自然而然不费力的。如果有一点费力，也就不能称为深睡了。

一个人如果睡不够，隔天自然会有比较多的深睡，直到睡得够了，尤其是深睡足够，快速动眼睡眠才会增加。然而，一个人刻意睡得比平时更久，不见得会有足够的深睡。不过，如果睡得少，隔天却没有疲惫的感觉，也许就是深睡足够了。

深睡时，脑部的代谢和血液流量都会下降，大概只到平时清醒状态的 75%。从意识的层面来说，深睡本身就是一个相当明显的"超常意识状态"（altered state of consciousness）。这个词，过去也被用来描述通过静坐或药物所进入的意识状态。然而，大多数人都没想过，不需要药物，也不需要刻意练习，我们的身心本来就知道怎么进入这种状态。

我过去不喜欢用"超常意识状态"这个词，尤其"altered"在英文里含着"异常"的意思，好像这种状态不正常。事实刚好相反，从我的角度，这是我们最不费力、最根本的意识状态，才有那么大的修复的作用。这一点，是我通过"全部生命系列"不断重复的。

深睡，能让头脑从平常运作恢复过来。包括支持神经系统运作的神经胶细胞（glial cell）也在深睡中补充糖类，来提供脑部运作所需的能量。

这里提到神经胶细胞，其实它就是脑部的纤维母细胞（fibroblast）。20 世纪 80 年代，我刚从洛克菲勒大学的布朗克实验大楼四楼迁到二楼，负责一个独立的实验室。我当时很年轻，身边的同事都非常资深而已经相当有成就，例如 1972 年定出抗体结构而得到诺贝尔奖的艾德曼（Gerald Edelman）的实验室就在九楼。而神经胶细胞，正是艾德曼得奖之后去钻研的领域。

纤维母细胞，是人体最普遍存在的细胞。过去，一般人都把纤维母细胞和神经胶细胞当作是一种辅助、支持的系统，只扮演次要的角色。然而，从分子医学的角度来看，它具有身体其他所有细胞的潜能，就类似于胚胎的干细胞。

回到睡眠，其实，我们进入深睡，生长激素的分泌会达到最高，交感神经的作用也会下降，让副交感神经系统的放松作用浮出来，而把交感和副交感神经系统的平衡找回来。或者，再换句话说，也就是让我们身心完全放松——对我而言，这才是最重要的作用，而是我在这本书想要谈的。

反过来，假如我们在清醒的时候，以各种方法活化副交感神经系统，让身心放松，我们不只睡眠会比较好，还更容易进入深睡。这一部分，我在这本书还会继续深入。

值得注意的是，这一章谈的深睡，其实包括了两个层面。一个是有梦的，另一个是无梦深睡的状态。前面也提过，梦，不是动眼睡眠的专利。在非快速动眼的睡眠，其实也有梦，只是我们通常不会记得。

无梦的深睡，是我通过"全部生命系列"特别强调的一个状态，也就是前面所讲的根本态。这种状态不光让我们身体达到彻底的休息，它本身也是最原始的状态，接近我过去所讲的"觉"。这种觉，倒不是觉察到什么，而是轻松的、根本的觉。这种状态，本身带来解答人生的一个重要的钥匙。

深睡的状态，让脑部所带来的休息和恢复的作用，其实对学习和认知是相当有帮助的。然而，这一点，可能和大多数华人所相信的，刚好相反。华人在学习上相当强调苦读的重要性。甚至推崇古人读书为了怕睡着，把绳子一端绑在头发上，另一端绑在屋梁上，只要打瞌睡，头一低，也就痛醒过来了。不只如此，还有故事很生动地描述，古人读书时在手上拿一把锥子，只要一困，就往大腿上刺下去。总之，就是不让自己睡着。

这种例子，我们现在也许会觉得太极端，是很遥远的古人才这么做的。但是，仔细体会我们对孩子的要求，也不见得比古人轻松到哪里去。现代的教育通过不断补习再补习，用各种大考、小考、中考、高考衡量学习成果，自然给学生带来压力。压力大了，孩子睡不着，难免想通过熬夜，在短时间内集中学习。但是，考完之后，也就把所学的内容给忘记了。

我们有时担心孩子不够聪明，总想帮孩子安排一切。却忘了孩子其实一点都不傻，他本来就可以找出自己的一条路。举例来说，从学习的角度来说，并不是熬夜苦读就能学得好，反而是愈轻松，学习的效果愈好。

该睡，就去好好休息。适当的睡眠，可以帮助我们改善解题的能力。科学家通过实验证实，刚学会一种数学解题法就去好好睡觉的人，比起没有睡的人，更可能自己找出比较简单的解法。如果我们看过一组数字后，就去好好睡一觉，也更容易察觉数字之间的微妙关联①。我们以为学习会在睡眠时中止，大概没料到，睡眠反而可以提升认知和解题的能力。

我因为多年在教育界的机缘，也常常和同事分享——每个人往往是在最轻松的状态下，心甘情愿投入学习，而且可以得到结果。甚至，我们在轻松的心情下接收到的信息，反而是最难忘的。想想我们自己，在当学生的时候，会选择投入一个领域，可能是因为在修这门课时，老师的态度让我们觉得很轻松、很自在，而且还让我们学得更好。心里没有障碍，没有压力，也自然让我们想投入。

我也一直主张，给孩子的教育，除了专业的训练，更要配合文学、艺术、哲学的素养。也要给学生一定的弹性，让他可以轻轻松松学得好，而走出自己的一条路。但可惜的是，在这一点上，我的想法和一般的教育家（尤其在亚洲）都是颠倒的。但是，只要我们仔细观察身边的孩子和他们对教学的反应，就会发现，我这里所讲的是再合理不过的了。

很有意思的是，有些强调创意的企业也知道适当休息的重要性，还会在办公室设立小睡专用的区域，让员工在白天需要时可以小睡一下。这么做，不只是为了让员工精神饱满，还是希望他们可以更快找出解决

---

① Stickgold, Robert. "Sleep-dependent memory consolidation." *Nature* 437.7063 (2005): 1272.

好睡：新的睡眠科学与医学

方案，提出更有创意的做法，也就是一种正向管理。我自己也认为，要带动团体，最好采用正向鼓励和称赞的做法。通过正向的管理，不只是让人放松，更影响环境中每个人一天的心情，甚至影响一个人对人生的看法。

我们可能认为，只有人可以通过整合而从经验中学习，其实，动物也是一样。美国伯克利大学的神经科学家进行了老鼠走迷宫的实验[1]，每次只要老鼠找到出口，就给它一些甜点作为奖励。这种实验，对研究认知功能的科学家而言，可以说是家常便饭。许多对记忆和学习功能的重大发现，就是科学家在让老鼠不断走迷宫的过程所归纳出来的。接下来，他们观察这些老鼠进入迷宫的脑部变化，发现每次老鼠找到出口，就会活化脑部一组特殊的神经细胞。当天晚上，老鼠深睡之后，也会活化同一组细胞，但活化的速度比白天清醒时更快。就好像老鼠虽然睡着了，还在不断重复寻找出口。经过深睡活化脑部细胞，隔天，老鼠找到迷宫出口的速度也更快，效率更高。

威斯康星大学麦迪逊分校的睡眠研究专家也提出，深睡的慢波可能是在清除神经之间的联结，而慢波中有时会爆发出一种既短又快的脑波（又称睡眠纺锤波，sleep spindles）则将短期记忆转成长期记忆[2]。换句话说，在深睡中，睡眠纺锤波就像把信息从计算机的内存写入硬盘，将原本只是暂时使用的短期记忆，变成固定在脑海里的长期记忆。而另一方面，深睡的慢波好像可以洗掉多余的神经联结，让隔天又是一个全新而干净的开始。

这些结果都在暗示着，通过睡眠，尤其是深睡，可以重新建立神经

---

[1] Walker, Matthew P., and Robert Stickgold. "Sleep-dependent learning and memory consolidation." *Neuron* 44.1 (2004): 121-133.

[2] Tononi, Giulio, and Chiara Cirelli. "Sleep and the price of plasticity: from synaptic and cellular homeostasis to memory consolidation and integration." *Neuron* 81.1 (2014): 12-34.

的联结，重新塑造我们的大脑，而改善记忆力，带来学习的效果。深睡，就像是一座桥梁，将短期记忆整合到长期记忆，让我们得到更大的蓝图。

其实，类似的实验是数不完的。过去科学家也试着用各式各样的生物来做研究，用几本书都讲不完。如果我们要突破，一定要跳出更大的框架，站在更高的层面来看眼前这同一个主题。深睡，通过全部的休息，不光可以强化记忆和学习的回路，让人可以更容易调出记忆。通过更深的无梦深睡，更是完全跳出眼前任何逻辑带来的思考范围，只有这样，才可以突然跳出原本的范畴，而带给我们"突破"。

深睡不光是影响记忆和学习，更是对我们脑的架构不断地重新设定。也许你还记得，我在《静坐》将这种机制当作神经回路的强化。也就是通过不断地强化一个路径，去建立新的回路。而这种回路的强化，是在最放松的休息中，比如睡眠或静坐所达到的。

我也提过，要改变种种的习惯或习气，最轻松的方法是建立新的神经回路。也就是在最不费力的过程，让身心找到阻力最小的路径。这种阻力最小的路径，其实就是螺旋。就连整个宇宙的成立，也是通过螺旋的方式而爆发出来的。

当然，回到深睡，除了认知和学习，它还带来其他层面的整顿和净化。这一点，我接下来会继续谈。

好睡：新的睡眠科学与医学

▄▄▄▄ 有用的几个重点：

- 深睡，为头脑带来最深的休息。

- 深睡让头脑恢复过来，科学家认为是从神经细胞的层次，重新塑造我们的大脑，而有助于记忆的整合与学习。

- 其实，我们都一样，是在身心最放松的状态下学习，才会难忘。

- 深睡，通过全部的休息，不光可以强化记忆和学习的回路。通过更深的无梦深睡，更完全跳出眼前任何逻辑所带来的思考范围。这种"突破"，我希望每个人都能亲自去体验。

- 要改变习气，最重要的是让身心找到阻力最小的方式，而建立新的回路。

06

睡眠带来的恢复力

除了学习，其实好睡或深睡对我们身心其他层面的影响也相当大。任何人如果长期睡不好，只要有一夜好眠，都能感受到睡眠所带来的休息和回春的力量。

虽然这么说，我认为这种感受上的差异，是这几十年才愈来愈明显，最多也只是反映我们平常生活步调太快，让人过度紧张，才会让我们觉得睡和不睡好像天差地别。如果我们能够在白天随时进入放松的状态，不光是让我们可以好睡，而且睡和不睡之间的差异，也不会被过度强化。

过去谈睡眠，都会采用一些运动员的实例。职业运动员无论在心理和体能上的消耗，都是一般人难以想象的。一般在国外喜欢举的例子，像是拿下 5 次超级杯冠军的新英格兰爱国者队四分卫明星布雷迪（Tom Brady）每天晚上 8:30 就要准时上床睡觉。在不流行橄榄球的地方，也许会说拿下 20 座大满贯的网球选手费德勒（Roger Federer）每晚需要睡 11—12 小时，来避免累积运动伤害。喜欢看 NBA 篮球的人，自然会谈詹姆斯（LeBron James）在赛季中每晚要睡 12 小时，而纳什（Steve Nash）在出赛前一定要睡午觉，来提升自己的表现。

好睡：新的睡眠科学与医学

我认为值得注意的是，这些实例反映的都是快步调、大量消耗心力和体能的运作，而需要通过睡眠克服激烈运动所造成的耗损。如果都用这类极端的实例来谈，反而让我们一般人认定非多睡不可，甚至还认为没有睡这么多就好像少了什么。

当然，通过职业运动员的实例，我们也可以谈谈睡眠和生理代谢的关系。讲到代谢，我想先做一点简单的介绍。人类的代谢，一般分成两种，一个是同化作用（anabolism），另一个是异化作用（catabolism）。这两个作用，是以我们人体的组织和结构为中心来谈的。

小孩子在成长的过程，主要是进行同化作用，把外来的能量和营养转化成身体的组织。我们自己还是一个孩子时都经验过，随着身体在抽高、在长大，似乎总是吃不饱，就好像身体还需要更多更多，来让自己生长。异化作用则刚好相反，一个人老化、生病，甚至这个肉体生命快要离开人间时，全部的组织不断地在消耗和分解，也就通过能量散失掉了。

我们年纪大了，自然会发现再怎么运动，肌肉增加的效果似乎有限。反过来，年轻时，不怎么费力，肌肉量就会自己上升。此外，我们每个人只要生病，也都自然会发现体重会降低，而身体自然需要补充什么东西。这就是同化和异化作用的平衡在变化。

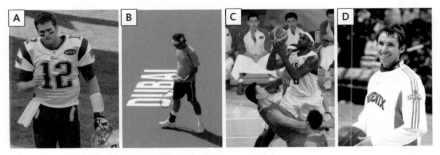

（A）新英格兰爱国者队四分卫明星布雷迪（Tom Brady）（B）瑞士网球选手费德勒（Roger Federer）（C）美国篮球明星詹姆斯（LeBron James）（D）加拿大退役篮球明星纳什（Steve Nash）。

睡 眠 是 什 么？

睡眠，会让身体进入同化作用，让身体组织修复和还原。大多数人都没想过，我们身体内部随时都在产生伤口，最普遍的就是肌肉。只要肌肉动，就有肌纤维局部断裂。断裂的地方，需要再生，在我们睡着时慢慢地恢复。

此外，你我大概也都体会过，只要有点感冒的症状，再加上一个晚上睡不好，隔天就真的感冒了。反过来，就算已经有些微感冒的征兆，经过一晚好睡，感冒也会自然消失。通过睡眠，身体好像能重新整顿自己。

身体的生长激素，也是通过深睡才会释放。我们也许都听过这种夸张的表达——小孩子睡一晚，就长高一寸。这种保健的智慧，确实在每个文化都有。睡眠中释放的生长激素，其实影响到我们全身每一个部位，不光促进肌肉骨骼的成长、组织的修复、免疫力的提升，还会加快吸收和排放的代谢，让细胞能够复制。它本身就带来一个长生不老的作用。

我们很少想到，通常是通过睡眠，身体才会放松。趁着身体运作降下来，才有时间和空当让身体从各部位排出废物。这些各式各样的废物，都要从细胞里面放出来，通过淋巴和血液循环排放出去。其中，所谓的"活性氧类分子"（reactive oxygen species）和自由基（free radicals）是比较有害的。然而，这些物质，在细胞的能量生产和消耗过程中，随时会产生。它们就像炸药的引信一样，可能在细胞里引发过度的氧化反应，而造成伤害。

过去，相当多科学家投入这个领域，通过各式各样的实验，发现这些代谢的废物自然会让细胞老化，甚至可能与细胞功能重要的大分子，例如 DNA、RNA、蛋白质产生作用。专家们也从这些成果，自然体会到"抗氧化"的重要性。我在《真原医》中不断强调从各个层面抗氧化的关键，一般人最能够掌握的，当然是从饮食着手。我们的身体从水果、蔬菜以及我所称的"调理素"（包括微量元素），最容易得到抗氧化物质。

然而，如果我们睡不够，脑部会累积各种代谢的产物，包括这里讲的自由基和活性氧类分子。这些物质会和重要的生物大分子反应，而伤害脑部的细胞。如果我们要抗氧化，不是光从食物补充，而最好是运用体内本来就有的天然抗氧化机制，也就是睡眠。深睡时，代谢的速率下降，让这些氧化物质的生成减缓，而让脑部可以清除已经发生的自由基，这可以说是一种对脑部先天的保护。

　　虽然我们知道睡眠对于休息、恢复、代谢都有相当大的影响，但我还是要再一次表达，真正的平衡，其实是把白天和晚上的落差降低，而不是在白天紧张过度，完全依赖晚上的睡眠来补救。反过来，最好是白天的时候，我们就懂得放松，达到身心的均衡，而自然不会对睡眠有特别的期待，更不会因此给自己身心再加一层压力，而不断地担心万一晚上睡不着怎么办。

　　我们再想想，度假时，也只是把步调放慢，根本不会担心睡眠，甚至不会想到"该不该睡"或是"万一睡得好或不好怎么办"。心态完全转变，失眠的问题，似乎也就失掉了。

　　身体会通过淋巴和血液去排除废物，脑也有一套自己的淋巴系统[1]。但是，这样好像还不够。在脑部，还有一个额外的排除废物的机制，就像是在脑细胞里有一个全面的潮汐作用，通过脑内液体的涨落，真正深入脑内每一个细胞去清洁。这个系统包括了前面提过的神经胶细胞，也称为"胶淋巴系统"（glymphatic system）[2]。

　　脑其实含有一个透明的液体叫脑脊髓液，就像这张图浅蓝和深蓝的区域所示，环绕着脑和脊髓的组织。过去，我们会以为这个液体最多只

---

[1]　Louveau, Antoine, *et al.* "Structural and functional features of central nervous system lymphatic vessels." *Nature* 523.7560 (2015): 337; Aspelund, Aleksanteri, *et al.* "A dural lymphatic vascular system that drains brain interstitial fluid and macromolecules." *Journal of Experimental Medicine* 212.7 (2015): 991–999.

[2]　Nedergaard, Maiken. "Garbage truck of the brain." *Science* 340.6140 (2013): 1529–1530.

是作为保护脑和脊椎的缓冲，就像用水温柔地捧住脑，免得这么柔软的组织在头骨里摔坏了。没想到，等我们睡着了，这个液体还会大量进入脑的组织，就好像在整体地冲洗白天头脑运作累积下来的废物。

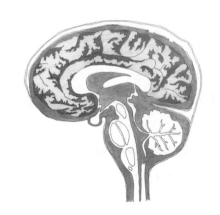

最重要的是，脑部的这个清理系统在睡眠时，清理效率比醒着时高出 60%[1]。脑部的清理程序，大部分都是在夜里睡眠时发生。这个过程会让脑细胞和细胞之间的液体量加倍，并且带到脑内的深处，等于在脑中造出了一套临时的运河系统。就像威尼斯的运河，把小城的每个角落都连起来。不同的是，威尼斯运河是人造的系统，而脑内是天然的系统。我们清醒的时候，脑细胞之间液体的流动是受限的，是等我们睡着后才开始流动，从脑部移除代谢的废物。冲洗后，还会将废物堆积到静脉外围，通过颈部的淋巴把它带走。

我们的头脑，一天运作下来，自然会累积一种物质叫 β-淀粉样蛋白（beta-amyloid protein）。这种蛋白质，已经证实和阿尔兹海默病、帕金森病这类神经退化疾病有关。我们前面提过，大脑会趁我们睡着了，执行清理废物的作用。很有意思的是，对于本来健康没有事的小鼠，如果把 β-淀粉样蛋白注射到小鼠的脑部，脑自然会有一套有效率排除它的本事。深睡时，排除的效率最高[2]。

---

① Xie, Lulu, *et al.* "Sleep drives metabolite clearance from the adult brain." *Science* 342.6156 (2013): 373–377.

② Iliff, Jeffrey J., *et al.* "A paravascular pathway facilitates CSF flow through the brain parenchyma and the clearance of interstitial solutes, including amyloid β." *Science Translational Medicine* 4.147 (2012): 147ra111–147ra111.

我对于这类体液的清理作用，在过去一向特别感兴趣，也在《真原医》里提到，身体里的水不只是在血液里，其实藏在淋巴和细胞里的水要多得多。举例来说，一个 50 千克的人，70% 都是水，也就是有 35 千克是水。这些水，只有 5 千克在血液里，而其他 30 千克在细胞和淋巴里各占一半。

身体代谢留下的废物假如不排放出来，都会累积在细胞和淋巴。多年来，我认为帮助身体排除废物，对健康是格外重要的。尤其患有慢性病的朋友，更应该注重。关键在于，我们随时让身体里的液体保持流动，来帮助排除代谢的废物。

除了饮食、心态的调整，我还建议每个人要通过运动（彻底的健身、有氧运动和拉伸）来促进淋巴流动。此外，我也在许多场合带出古印度医学 Ayurveda 的净化法，例如在中国台北的"身心灵转化中心"教同仁用特别的油，来做淋巴调节。通过运动和被动的按摩，尽量把我们身体体液的微循环彻底动起来。

脑部胶质淋巴系统的重要性，也是如此。是通过体液的流通，我们才可以达到彻底的净化，甚至休息。其实，一个人不一定要到深睡才等到这个作用发生。从我个人的看法，净化是随时都要做，而且随时都可以做。

要达到彻底的净化，我也特别强调静坐的作用，尤其是通过静坐达到同步和谐振。也就是把全身变成单一的波动，而且让每一个角落都是相连的，就好像连排除的方向都变得一致，才可以彻底让细胞液做一个交换。

当然，你一定时常听到，长期睡眠不足会影响一个人对周遭、对环境、对情势的判断，让人更容易不理性、焦虑而恐惧，而产生脱序的行为。这种说法确实有一定的正确性，毕竟任何长期的失衡，都会影响到情绪。然而，不光睡眠有影响，我们的其他生活习惯（包括饮食、生活快步调）

造出来的情绪失衡和紧张，作用都可能更大。

一般睡眠的研究或介绍，会强调睡眠不足所带来的慢性病，包括神经退化等。但我总是认为，什么是因，什么是果，不见得是清楚的。也就是说，睡眠不好，可能最多反映身体有些状况，倒不一定是慢性病的根源。

我们仔细推敲，虽然在失眠或睡眠这个主题有相当多的科学研究，但多半也只是提到睡眠或失眠和其他现象是不是一起发生。也就是说，其实睡眠和各种现象之间的因果关系并没有真正被解开。

在这些报道的推广下，很多人理所当然地认为失眠是因，而把一切的不顺利、不愉快完全推到失眠上头。然而，从我的角度，睡多少或失眠，最多只是一个生活上的习惯。这个习惯，可以影响到其他的身心状况。反过来，其他身心状况也会影响到它。

假如我们不断强调失眠的负面，不光无法解决失眠带来的负担，反而还让负面的影响扩大，而自然让我们最后只好向药物求助，用更激烈的方法来解答。

然而，我在这里要表达的，并不是绝对不要用药。真正的重点在于——面对任何问题，其实都有一套整体的解法。包括失眠，也是如此。人是多层面的组合，除了生物、化学、生理的层面，也还有情绪、念头等的层面。

我不只很少强调睡眠和疾病的关系，也还会劝睡眠不足的朋友，不要去烦恼这些。尤其对年纪大的朋友，睡眠减少是一个自然的周转，去烦恼它，反而是不知不觉给自己增添更多压力。反过来，我认为，最多知道睡眠对身体是有恢复或疗愈的作用，也就够了。

无论如何，我们身体的弹性是相当大的。重点倒不是期待睡眠来解决我们一切的问题，而是反过来，用白天的时间，随时得到一个休息舒

　　　　　　　　　　　　　　好睡：新的睡眠科学与医学

畅的状态，把这种落差减少。这样，一个人也自然从失眠的困扰走出来了。

▰▰▰ 有用的几个重点：

- ▪睡眠，会让身体进入同化作用，让组织修复甚至成长。

- ▪深睡时，自由基和氧化物的量因为代谢下降而自然降低，脑部胶质淋巴系统也会将脑脊髓液渗透到脑内每一个角落，清理白天头脑运作留下来的废物。

- ▪身体本来就有的抗氧化和清理机制，我们不但可以通过深睡而作用，甚至也可以通过静坐放松而运作得最好。

- ▪我不断强调，不是只靠睡眠来休息，而是从白天就进入放松的状态。这么做，我们不光可以好睡，更不会过度紧张睡和不睡之间的差异，而可以恢复真正的均衡。

叁

全身每个细胞同步的运作

前面谈过科学家的习气，到这里，我也发现自己舍不得停止探究睡眠的相关机制，比如说生理周期的运作、身体内分泌的转变、太阳对我们生理周期和睡眠的影响、大脑怎么保持清醒……

这方面的专业书籍，通常很早就要切入这些机制。不过，你还是可以放轻松。我选择到这里才开始谈，一方面是不希望这本书太过艰涩；另一个考虑是，从我个人的看法，就算知道这些细节，也不一定为失眠的问题带来什么直接的帮助或解答。只是为了这个主题的完整性，我还是有必要带出来。

当然，我会尽量用我的方式来解释理论。更重要的是，我也会提出一些练习，来搭配这里所谈的科学。

01
生理的时钟

接近 300 年前，法国的天文学家和地球物理学家迪米宏（Jean-Jacques d'Ortous de Mairan, 1678—1771）发现植物白天会伸展叶子，晚上会收起来。坦白讲，这种知识，其实已经是人类上千年的常识。但是，他通过实验，再加上妥当的记录，可以让其他科学家一起验证。迪米宏把植物带到阁楼照顾，结果发现，在不见天日的阁楼，这些植物的叶子还是会在白天打开。好像这些植物隐约有一点时间的观念，即使没有直接晒到太阳，体内似乎有一个内建的时钟，知道一天什么时候开始什么时候结束。

科学家后来才发现，所有的生物都有一个内在的机制可以体会到时间，让细胞和身体跟着一天 24 小时的韵律来运作。2017 年的诺贝尔生理与医学奖得主，正是三位研究生理时钟的科学家。

其中，杨恩（Michael Young）和我一样在纽约洛克菲勒大学任教。当时，我带领分子免疫实验室的时候，杨恩已经在做分子遗传的研究。我和布洛贝尔一同负责细胞生物学的课（布洛贝尔后来拿下 1999 年的诺贝尔奖），就请杨恩来为一二年级的研究生演讲。这样的讲座，有时候可以讲上五六个小时，大家都相当投入。

全身每个细胞同步的运作

杨恩当时讲他自己的研究经历和成果，尽管他年纪很轻，我们都知道他早晚会拿诺贝尔奖。他和同侪开创了"时间生物学"（chronobiology）这个领域，也就是探讨时间在生物体内怎么运作，而生物要如何克服时间带来的变化。他的主要发现是，就连生物的内在时钟，都是受到基因的控制。身体的任何基因，最后都会产生蛋白质。然而这些时钟基因的蛋白质产物，本身会回头把自己基因的活性给降下来。就是通过这种"升起←→下降"的平衡，维系生物的内在时钟顺着一定的韵律来运作。这样的周期，后来称为日周期（circadian rhythm）。

　　这种机制是每一种生物都有的。但是，就像我在《时间的陷阱》里所谈的，只有人，会把一个单纯的生存机制，变成一个压倒性的机制，而带给自己那么多的问题，包括失眠。

　　我刚到洛克菲勒大学时，学校每年收的博士班学生不会超过 15 个。总体来看，老师的人数远比学生还多。是学生挑老师，还可以更换指导教授。校方对学生的重视和尊重，我在全世界没看过第二个例子，我认为这是校方最成功的一点。虽然洛克菲勒大学只是一个小型生医研究机构，所得到的诺贝尔奖按人数比例来看，却比其他名校都多。加上杨恩，现在已经出了 25 位诺贝尔奖得主。

　　后来，我进入招生委员会，每年遴选一位中国台湾的学生入学，也就认识了不少来自台大和其他优秀医学系的研究生。随着时代的变化，这个名额之后转给了中国大陆的学生。通过这个招生机制，出了相当多人才，让我感到相当欣慰。这些同学现在已经是各个单位的领导，我为他们感到高兴。

　　后来，回到亚洲，发现所有的学校还在强调论文发表的量，倒不是质。我认为这一点相当可惜。传统的人才培养方式，反而可能无法让年轻人发挥他最高的潜能。我才会在个人可以影响的范围内，尽量提醒大家，

　　　　　　　　　　　　　　好睡：新的睡眠科学与医学

到了某一个阶段，研究的发表"量"已经够了，但其实"质"更重要。

举例来说，洛克菲勒大学当年曾经有一位生化教授梅里菲尔德（Robert Bruce Merrifield），整整六年没有发表任何一篇论文。如果在一般亚洲的大学，这位教授可能已经被淘汰，根本不可能有后续的发展。没想到，他接下来创出了推翻整个化学界想法的"固相胜肽合成"技术（solid-phase peptide synthesis），而得到了 1984 年的诺贝尔化学奖。

这个过程，可能跟现在华裔科学家的观念都不一样，我才会尽我所能支持新一代的科学家，但愿他们可以大胆坚持自己的理想，而不受环境、经费等因素的限制。顺道一提，在那六年中，梅里菲尔德没有拿到任何一个奖助，完全靠学校董事会来支持。

读到这里，或许你会发现，我对过去这段当科学家的日子，其实是非常怀念的。年轻的科学家，都是带着一种追根究底的精神，希望探索大自然所带来的那么多礼物。我会跟你分享这些故事，不光是想对年轻人带来鼓励，同时也希望表达大自然的完美性，而这种完美是可以从点点滴滴中观察到的。

一个科学家，本来就是随时在执行反复工程，也就是希望对大自然的完美做一个详细的说明。只是，有时候这方面的追求是急不来的。毕竟，大自然是从很多层面组合的，倒不是单一某一个发现或某一个层面就可以把它贯通。

针对睡眠，或"全部生命系列"所想探讨的意识层面，也是如此。它其实是一个谱。一样地，这里所讲的生理时钟，最多也只是睡眠谱的一小部分，没有全面的代表性。

━━ 有用的几个重点：

▪科学家把生物体用来体会时间的内在机制，称为"日周期"，也发展了一套完整的科学。

▪2017年的诺贝尔奖，颁给了研究时间生物学的三位科学家，他们将时间生物学推到了基因的机制。

▪别忘了，大自然，包括人类，包括我们的睡眠，都是多个层面的组合。

▪这些科学的分享，不光是希望鼓励年轻人，更是希望表达大自然的完美。

02
身体波动是有周期的

不晓得你还记不记得，我在《时间的陷阱》里通过这张图表达，我们的生命与太阳的周转和一年四季的变化是分不开的。

古人不懂科学，但是可以睡得很好。他根本不需要去了解太阳周期和他个人的关系。他想睡就睡，而想睡的时间都是太阳下山后。他不需要懂，身体的需要自然会符合这个周期。

当然，现在的人通过科学，了解的深度已有很大不同。就好像非要用我们的聪明，把每一个机制包括神经系统的变化都打开来成为一门学问，像是前面提到的时间生物学和神经生物学。

我们虽然有一个很完整的神经系统，但神经系统要向身体的每一个部位传递信息，中间一定要经过一个转达。这个转达的程序，同时也要有放大的效果，才可以让头脑神经的作用快速转给每一个部位。居中的传递物质和扩大器，就是我们的内分泌系统。

清醒和睡眠是突然的转变——一个人是突然醒过来，突然睡着的。中间的转变，一定是在很短的时间建立的，也自然省不掉内分泌的系统。有这样的机制来支持，我们才可能突然清醒，突然睡着。

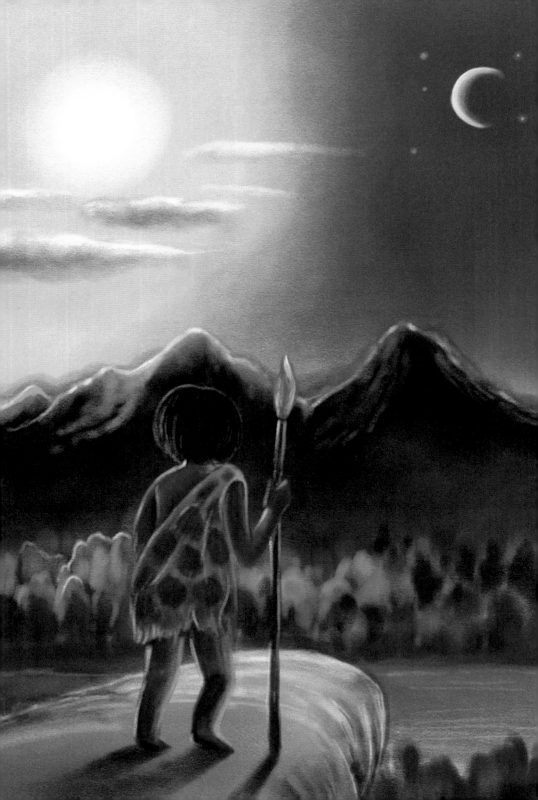

我记得自己当初还不到 15 岁，就对医学感兴趣，当时也是从内分泌着手。如果后来没有投入免疫领域，也自然会去探讨内分泌的主题。

站在内分泌的角度，我通常会谈两大类激素，一个是皮质醇，另一个是褪黑激素，对我们的睡眠最重要。通过以下这张图，我们可以看出它们两个本身就有自己的日周期，而且起伏的步调是不同的。

我在《真原医》和《静坐》等其他作品也谈过皮质醇，它又称"压力荷尔蒙"（stress hormone）。你应该还有印象，身体有一个很完整的神经系统，我们通常会称为自主神经系统，它本身是独立运作的，调控许多生理功能，例如消化、心跳、呼吸、视力的调整、肌肉的收缩放松、排泄等。自主神经系统又可以再细分成两个子系统，也就是我常说的交感和副交感神经系统。

其中，交感神经系统是帮助我们面对生存的考验，让肌肉收缩，呼吸和心跳加快……随着一天开始，我们要面对种种的事，身体的交感神经系统也就启动了。交感神经的活化，让我们加强每一个部位的机

核心体温、血浆皮质醇、血浆褪黑激素一天之内的变化

全身每个细胞同步的运作

能，活力变高，代谢加快。同时，它也让我们觉得自己是清醒的。清醒的程度，是在早上 10 点达到高峰，而反应速度则是在下午 3 点达到最佳表现。

我们早上一醒来，血压慢慢地开始上升，让我们更容易从床上爬起来，面对一整天的事。而皮质醇其实一大早就开始释放，一路上升，最高峰的时间，当然每个人不同，但差不多在早上 8 点到 10 点之间。这是为了增加血糖，让我们得到行动所需的能量。

我们很多人喜欢在下班的时候运动，不光是那个时候有时间，身体也比较舒畅。心血管的效率和肌肉的力量，都在下午 5 点左右达到最佳的状态。也就是说，尤其是对运动员，傍晚才是体能最好的时段。这一点，再加上时差，你大概没想到，对美国的职业运动员影响相当大。无论篮球还是橄榄球，遇到全国性的联赛，有主场优势和时差优势的队伍，可以在自己体能最好的时候开赛，胜率当然会比较高。[①]

只要常常出差的人，都知道在北美，随时可以买到褪黑激素。一般人在飞机上，就会先吞一颗，帮助自己在飞机上睡一觉，以及接下来调整时差。

褪黑激素可以说刚好和皮质醇作用的时间相反，是在太阳下山后，9 点开始分泌，夜里 11—12 点达到高峰，到天亮时已经几乎消失。其实，褪黑激素的水平和我们的体温变化趋势是刚好相反的。到了夜晚，褪黑激素上升，而核心体温逐渐下降，身体的作用程序也开始慢了下来。也就是说，我们要入睡，无论内分泌还是全身的生理与代谢程序，都要同步朝向睡眠的方向前进。

---

① Winter, W. Christopher, *et al.* "Measuring circadian advantage in Major League Baseball: a 10-year retrospective study." *International Journal of Sports Physiology and Performance* 4.3 (2009): 394–401; Smith, Roger S., *et al.* "The impact of circadian misalignment on athletic performance in professional football players." *Sleep* 36.12 (2013): 1999–2001.

好睡：新的睡眠科学与医学

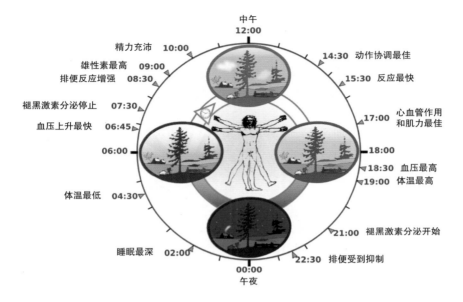

中午
12:00

精力充沛 10:00

雄性素最高 09:00
排便反应增强 08:30

14:30 动作协调最佳

15:30 反应最快

褪黑激素分泌停止 07:30
血压上升最快 06:45

17:00 心血管作用
和肌力最佳

06:00

18:00
18:30 血压最高
19:00 体温最高

体温最低 04:30

21:00 褪黑激素分泌开始

睡眠最深 02:00

22:30 排便受到抑制

00:00
午夜

　　光是这一点，其实也带来一个很重要的工具。失眠的人，首先要懂得把环境的温度降低。在睡眠中，核心体温会自然降下来。如果环境温度高，身体无法散热，体温降不下来，当然也就干扰睡眠。

　　我多年来发现，人类在知识的追求上过度强调细枝末节，希望解开这个周期的全部，反而把睡眠周期变得太复杂。从我的角度来谈，在这么多变化因素里，最重要的其实是皮质醇和压力。真正应该切入的重点，是怎么把压力降到最低，甚至在晚上克服压力反应，一个人的睡眠自然也就改善了。

　　毕竟，怎么帮助你们改善睡眠，才是我写《好睡》这本书的目的。只是这本书既然在谈睡眠，我还是要花一点篇幅来谈谈这个领域的科学发展。假如你读不懂，也不需要失望，跟着书里的练习踏踏实实去做，亲自体会它的效果，才是更重要的。

━━ 有用的几个重点：

- ▪ "日周期"反映的其实不只是睡眠，而是人体运作的周期。

- ▪ 内分泌、血压、心血管的效率、各种生理反应，都让我们配合着太阳的周期而起伏，准备我们面对一整天。

- ▪ 到了夜晚，褪黑激素开始上升，核心体温慢慢下降，准备让身体进入睡眠。

- ▪ 睡眠，其实也反映了一个人的压力状态。如果能克服压力反应，自然也就带来睡眠。

练习 9 建立有利于睡眠的条件

其实，我们睡觉的环境相当重要。

我过去通常会提醒失眠的朋友，晚上睡觉时，首先让卧室完全保持黑暗，建立有利于睡眠的条件。最好使用能够充分遮光的窗帘，而且不要漏光，免得受路灯或招牌灯光的干扰。不只如此，我还会建议，最好连房间里微弱的小夜灯、电子设备面板一点点的光都要遮住或关掉。如果实在不能消除所有光线，那么，至少带个眼罩睡觉。

现代人很难得在一个真正安静的环境里完全休息，虽然我们可以通过隔音降低声音的影响，但很难不受到电磁场的作用。举例来说，电视和音响看起来是关机，其实还是处在待命状态，有很低的电流通过。一个人如果比较敏感，还是会受影响。所以，长期睡不着的人，不妨尝试让空间保持完全黑暗，并且将身边的电子产品插头拔掉，或许可以睡得更好。

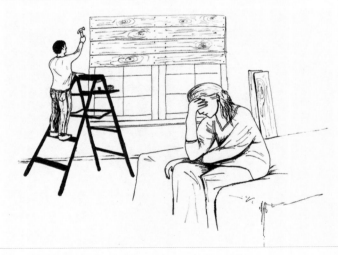

全身每个细胞同步的运作

前面提过，睡眠时，核心体温也会逐渐下降。如果是才洗过热水澡或激烈运动后马上睡觉，这时候体温偏高，也就不那么容易睡着。不少人可能都有过半夜被热醒的经验。如果入睡时，能将室内的温度降下来，自然能帮助我们散热，而容易维持睡眠。

温度降低确实会带来一个好睡的环境。然而，倒也不需要将冷气设定到特别低的温度，甚至好像冰箱一样。此外，不要让风扇直接对着身体吹，否则容易感冒。

我也必须要提醒，床，就是用来睡觉的，而没有其他的目的，不要让床变成一个多功能的空间。有些人不光在床上看书，还干脆架起小桌子用计算机工作，好像床只是方便倒下来顺便睡一觉。我的建议是刚好相反，要清楚守住床和卧室单一的功能。这样的话，我们也不断为头脑建立一个回路，让自己只要一躺到床上，自然离不开睡眠。

这几个方法相当简单，但就我过去的观察，这几点对我们的调整其实有特别大的作用。接下来，我会在后面的章节再多谈一些。

03

回到交感和副交感神经的作用

如果你读到科学的专业名词，心里就会不由自主地缩一下，那么，看到这个标题再萎缩一下，是很正常的，不用担心。任何人一听到这种专业的学术用语，其实都会萎缩。值得分享的是，萎缩就是交感神经紧张的作用。如果你现在体会到了自己的萎缩，那么，表示你已经从身体的每一个细胞懂得了什么是交感神经的过度刺激。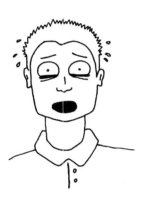

前面提到人体有一个独立的自主神经系统在调控各种基本的生理功能，例如心跳、呼吸、消化、排泄等。一般认为，这是脑部最原始的部分，是所有动物都有的基础运作。无论动物还是人类，为了进一步保住生存，都需要把注意力放到眼前比较紧急的事件上，特别是会动的东西（例如眼前的蛇或野兽）。那么，把基本的生理运作交给一个独立的自主神经系统，也就好像把注意力从身体最基本而重复的机能中抽出来。让这些基本运作通过固定的神经回路，落在注意力的背景里自己运行，大脑才

全身每个细胞同步的运作

有充分的时间面对环境带来的变化。

值得一提的是，正是大脑有了这样的余裕，才能把学习、认知等"高等"的运作交给大脑，而让中脑和小脑负责这种"基础"（也有人说"低等"）的自动运作。大脑把注意力集中在高等的运作，尤其是通过人类最擅长的记忆和学习的累积，而使得人类截然不同于其他动物。由此，才产生了种种"人类的特质"，包括各种道德、价值观。

自主神经系统，前面提过又可以区分成交感神经和副交感神经系统。交感神经系统和副交感神经系统一旦失衡，影响会特别大，从出不出汗、体温高低、心跳快慢、呼吸深浅、消化、排泄、眼睛对光线的反应、肌肉是绷紧还是放松，没有一个角落不受影响。

交感神经系统是支持我们行动的动力，同时也带来紧张和萎缩。用神经科学的语言来说，也就是让人进入"打或逃"的反射——面对威胁，

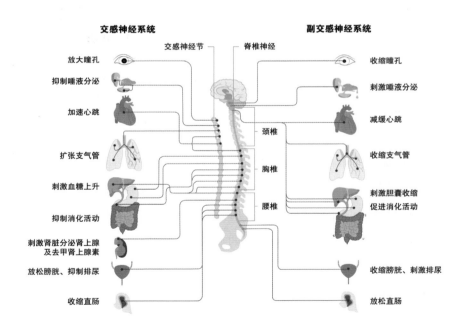

　　　　　　　　　　　　　　　　　好睡：新的睡眠科学与医学

我们不是打就是逃跑。举例来说，如果有人去吓一只狗，这只狗要不逃走，要不朝人扑上来，只有打或逃两种反应。然而，狗的交感神经必须完全启动，才能引发这两种反应，进而得到生存。

因此，交感神经系统又被称为"压力反应系统"，让我们在遇到紧急状况时，先放掉不那么急迫的生理功能，例如消化，而全心全意地应付压力。前面谈过皮质醇是压力荷尔蒙，也就是在内分泌的层面帮助扩大压力的反应。然而，副交感神经系统的作用刚好相反，就像是在危机过后的空当，帮助身体放松下来，准备休养生息，也是生存不可或缺的。

可惜的是，这几十年借助知识的发达，加上信息传递的方便，反而是我们自己生活的步调变成了最大的威胁，随时会变成一种考验。现代人的生活几乎无处不是压力，一醒来，要为了工作、学业、人际关系等成天忙不完的事而烦恼。我们的工作时间很长，难得有时间好好吃饭、休息，即使夜里要入睡了，也还有烦不完的心事。这使得我们长时间处在交感神经负荷过重的状态，原本在危急时刻救命的"打或逃"反射，已成了现代生活最习以为常的运作模式。我过去才会不断强调，交感的过度刺激是我们21世纪最大的身心失衡的原因。

这种快速的刺激，不光造成身心失衡，而很明显受到影响的部位就是消化系统。仔细观察，在这种快步调的生活中，几乎每个人的消化都不正常。胃肠道的问题，对现代人是特别普遍的困扰。

交感神经的紧绷，和副交感神经的放松，都是我们生存所需要的。然而，现代社会的步调太快，我们念头太发达，不是还在为过去困扰，好像过去的危机还在眼前，就是为下一步操心，仿佛随时要面对威胁。可以说，对交感神经的刺激，几乎没有一刻停止过。

或许以后，有人再谈到交感神经系统、皮质醇、压力的作用时，你自己心里也会有一个画面，可以表达这些基本的功能。你已经明白，这

全身每个细胞同步的运作

种压力反应，从史前的原始人，到现代穿西装打领带的人，都一样逃不掉的。它本身既是我们最大的一个生存功能，却也同时成为现代人最大的危机和威胁，解释了我们为什么会失眠。

压力，本身会提高交感神经系统的作用，让我们全身紧张，也自然导致失眠。这两者是恶性循环。我才会认为要解决失眠的问题，首先要从降低交感神经的作用去着手。

一个人假如长期失眠，交感神经随时在活化，等于无时无刻都处于过度的刺激，面对样样现象和人事物，反应和认知自然都很紧绷。反过来，一个人假如随时处在高压力的状况下（这其实是我们每一个现代人离不开的状况），自然也难免刺激交感神经系统过度作用，回过头来也得不到睡眠。

从我个人的看法，睡眠，通常要通过放松才可能达到，而这是副交感神经的作用。对现代人，需要的反而是找出一个活化副交感神经系统的钥匙。这一点，才是让我们回到均衡，甚至解答睡眠问题的关键。

你可能会注意到，我虽然在这里介绍日周期，却仍然偏重一整天的压力管理，而不是强调日周期的机制。这是有原因的。

从我个人的看法，关键还是在于我们一天下来怎么面对压力。毕竟，睡眠或失眠，最多也只是反映身心交感和副交感神经系统的失衡。多年来，我倒不是集中在睡眠的运作，而是反过来从一整天的身心状态着手。在这里把睡眠的一些诀窍带出来，最多也只是作为支持、辅助生活习惯的转变，而可以带来睡眠的效果。

我写这本书，多少也是因为这方面的知识一直没有受到足够的重视。一般人遇到失眠，往往是希望用药物来解决。然而，这不见得是副作用最少、最彻底的问题解决方法。但愿，我能通过这本书，为你带来一个完全不同的解答。

═ 有用的几个重点：

- 比起探讨各种生理机制怎么运作，我认为失眠只是反映了压力和自主神经系统的失衡，而这一点是可以通过各种生活习惯的调整来恢复平衡的。

- 自主神经系统是一个独立运作的系统，让我们的注意力可以从基本的运作挪开来，而去关注环境中的变化，包括生存的威胁。

- 交感神经系统，启动"打或逃"的压力反应，本来是帮助我们生存。可惜的是，人类头脑过于发达，使我们随时活在交感神经过度紧张的状态。而这种状态，是不利于睡眠的。

- 睡眠，是副交感神经系统放松的作用。我们可以通过各种方法，活化副交感神经系统，在白天就带来全身的放松，晚上也就自然好睡。

　　讲到这里，我相信你已经发现，找回交感神经和副交感神经的平衡点，可能对睡眠有最大的影响。更直接地说，活化副交感神经的放松反应，可能比任何的机制都更重要。

　　一般的失眠，最多也只是反映这方面的失衡。如果我们只把注意力锁定在几小时的睡眠，在我看来非但没有抓到重点，也不可能就这么改变睡眠的质量。幸亏，副交感神经系统有一个中枢位于脑干，而我们只要知道怎么刺激它，也就自然让副交感神经系统完全活化，带来放松的反应。

　　古人早就知道，要让这个中枢活化、彻底刺激副交感神经而让身体完全放松，最简单的方法就是舌抵上颚。我过去也在几个作品和许多场合不断示范这个方法，带着大家一起练习。

　　我在《静坐》进入各种静坐方法的介绍前，就已经把这个图带出来了。是的，它就是这么重要。一般人只要有静坐的基础，早晚能体会到——在很专注而全身相当放松的状态下，舌头自然会顶到上颚，而产生甘露的现象。

　　最不可思议的是，即使不是通过静坐而达到专注，反过来只要把舌头顶到上颚，全身也会跟着放松，而且是彻底的放松。现在，你可以一边读，一边尝试。

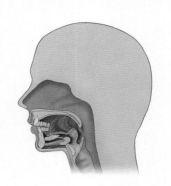

　　我过去示范时，都会请大家立即注意自己呼吸的变化。每一位朋友也自然会发现呼吸变长，尤其是吐气拉长。吸气，也不知不

觉跟着变深，自然转成横膈膜的呼吸。这样，不光呼吸的速度会降下来，也带动生理的步调放慢，全身放松。最想不到的是，肺活量反而增加，而提高了血中的含氧量。在我个人看来，血液氧气含量是一个关键，不光影响睡眠质量，也影响身心整体的健康。

舌抵上颚，就是那么简单，我们随时都可以做，也随时都应该做。

一整天下来，从醒过来到入睡前，我们都可以随时进行这个练习。除了讲话之外，随时都可以做，也就让它变成我们最自然的生活习惯。

我过去常常这么形容，一个人只要做，一天就可以体会到效果。假如能做一个星期，身体也就脱胎换骨，甚至连一些好转反应都会浮出来。

你可能还记得好转反应，那是我们身体在疗愈的过程中，一些过去的结或问题从身心自然浮出来。就像录音带倒带一样地，让阻碍再次重复它自己。而像海浪一波一波来，一波一波消失。最后，自己消停。

这是一种身心疗愈的机制，我过去也花了相当多篇幅来描述，包括在读书会和大家分享。

在这里谈好转反应，最多也只是要表达，舌抵上颚就是有这么大的作用。

意识转变带来好转反应

舌抵上颚，也可以搭配深呼吸的练习。我们无论在睡前、刚醒来或白天一整天，随时可以先做几次深呼吸，接下来，就将舌头顶在上颚。尤其夜里失眠时，也这么练习。这样，不光带来放松，接下来也让我们注意力集中，而可以同时进行其他练习。

如果能将这本书接下来所谈的各种练习，搭配第一篇的练习一起进行，你也自然会有更深的体会，而能随时回到身心的放松状态。

04

你是早鸟，还是夜猫子？

回到日周期，我们每个人都有自己的生理时钟，但这个时钟启动的时间人人不同。有些人习惯早早开始一天，有些人却要到一天快过了一半，才肯起床。

很巧合的是，一个人早起或晚睡，世界各地都用鸟来形容。从我的角度来看，也许是因为以前的人没有闹钟，早上醒来，可以听到的不是鸡鸣就是鸟叫，也就把这个印象变成了文化的一部分。有一种人像云雀，是习惯早起的"早鸟"，上午的精神比较好。也有人像夜猫子，也就是猫头鹰。像这样喜欢晚睡晚起的，以年轻人居多，他的一天通常要比别人晚几个小时才会开始。

这种早鸟或夜猫子的分别，时间生物学家称为不同的"时间表现型"（pheno-/chrono-type）。如果你还记得中学的生物课，你可能还没忘记phenotype是基因的"表现型"。也就是说，对科学家而言，一个人喜欢早起或晚起，不光是后天养成的行为习惯，也跟我们身体的基因有关。这些基因，后来称为时钟基因，也就是2017年诺贝尔生理学和医学奖得主的贡献。

每个人的日周期不见得都一样，这是由"时钟基因"的变异而定。这个生理时钟，其实也不是刚好24小时整。有些人身体的日周期比24小时略长，而有些人略短。有意思的是，婴幼儿并不是一生出来就会展现日周期，而是随着发育逐渐成熟，慢慢开始表现出这些基因。

我们都注意过，婴儿一睡就是几个小时。尤其刚出生几个月时，他睡或醒，是不分白天晚上的。新手父母都尝过这种滋味，尤其三更半夜孩子一哭，再困都得醒来哄孩子的那个时刻，心里一定会默默祈求，希望小孩哪天可以放过自己。要是有幸哪一天可以好好睡一夜，也就很自然会珍惜，当作最大的福气。

只是，通常和我们的希望相反。婴儿往往是等我们睡着了，才开始折磨我们。这是每一个母亲都要渡过的难关（父亲也一样不好过）。也有很多母亲在此过程中睡眠不足而心情低落，甚至产生严重的抑郁症。

有些人是所谓的"早鸟"或云雀，在早上的运作比较有效率。夜猫型的人，日周期启动得晚，也就喜欢晚睡晚起。早鸟或夜猫子，虽然有基因的作用，但也多少是受到个人行为、饮食习惯、年龄和环境的影响。年轻人通常是夜猫子，随着年纪渐长，也就逐渐向早鸟靠近。美国的学校开始注意到这个现象，也做了一些实验，延后孩子上学的时间，结果发现无论学生的注意力还是认知能力和成绩都有改善。

读到这里，我相信你自然想知道自己是哪一型，你可以采用下文的清晨型和夜晚型问卷来做个对照。

我带出这个问卷，主要是想让你体会，我们的睡眠和作息习惯还是有很大的变化空间的。我们了解自己是早鸟还是夜猫子，可以当作自己作息的参考。既然每个人的习惯和体质本来就不一样，我们不需要刻意强迫自己去符合某种作息，更不用再多分析，而造成自己不必要的负担。

当然，从我个人的经验，就连这种体质都是可以调整的，其实也没有什么绝对的重要性。

■ 有用的几个重点：

- 每个人的生理周期不同，有些人是早睡早起，也有人是晚睡晚起。当然，也有人是介于两者的中间型。

- 婴幼儿脑部的日周期机制还没有发育完整，睡眠的周期也和成人很不一样。

- 科学家认为，一个人是早鸟还是夜猫子，既是基因的作用，也和环境、年龄有关，可以说是先天和后天的综合。

- 我们最多也只是知道自己的周期，了解自己身心随时间的起伏，而在需要的时候做个调整，倒不需要勉强自己非要和别人一样。

　　　　　　　　　　　　　好睡：新的睡眠科学与医学

清晨型和夜晚型问卷 [①]

在每项问题中，请选出最能形容你在过去几星期的感受的句子，将句子旁的数字圈起来。

1.如果你能够完全自由地规划白天的时间，你希望在什么时间起床？

　　[5] 早上 5 点至 6 点半　　　　　　[4] 早上 6 点半至 7 点 45 分

　　[3] 早上 7 点 45 分至 9 点 45 分　　[2] 早上 9 点 45 分至 11 点

　　[1] 早上 11 点至正午 12 点

2.如果你能够完全自由地计划夜晚，你希望在什么时间去睡觉？

　　[5] 晚上 8 点至 9 点　　　　　　　[4] 晚上 9 点至 10 点 15 分

　　[3] 晚上 10 点 15 分至 12 点半　　[2] 凌晨 12 点半至 1 点 45 分

　　[1] 凌晨 1 点 45 分至 3 点

3.如果你要在早上的某个时刻起床，你会有多么依赖闹钟来唤醒你？

　　[4] 完全不依赖　　[3] 稍微依赖　　[2] 比较依赖　　[1] 非常依赖

4.在早上时，你有多容易起床？（当你没有被突如其来的事唤醒）

　　[1] 非常困难　　[2] 比较困难　　[3] 一般容易　　[4] 非常容易

5.早上起床后的半小时内，你有多精神？

　　[1] 完全不精神　　[2] 不太有精神　　[3] 一般精神　　[4] 非常精神

---

① Horne, Jim A., and Olov Ostberg. "A self-assessment questionnaire to determine morningness-eveningness in human circadian rhythms." *International Journal of Chronobiology* (1976).

6.在起床后的半小时内，你感到有多饿？

    [1] 完全不饿   [2] 一点点饿   [3] 一般的饿   [4] 非常饿

7.清晨起床后的半小时内，你的感觉如何？

    [1] 非常疲倦   [2] 稍微疲倦   [3] 一般清醒   [4] 非常清醒

8.如果隔天你没有任何约会，相较于平时习惯的上床时间，你会选择什么时候去睡觉？

    [4] 只比平常晚一点点或从不推迟   [3] 较平常晚不到一小时

    [2] 较平常晚一两个小时   [1] 较平常晚两小时以上

9.假设你决定开始做运动，你的朋友建议应一周进行两次一小时的运动，而且早上7–8点是最佳时间。你只需考虑自己的生理时钟，你认为自己会表现得怎么样？

    [4] 很好   [3] 还不错   [2] 难以执行   [1] 非常难以执行

10.你大约到什么时候会感到疲倦，而且需要睡觉？

    [5] 晚上 8 点至 9 点   [4] 晚上 9 点至 10 点 15 分

    [3] 晚上 10 点 15 分至 12 点 45 分   [2] 凌晨 12 点 45 分至 2 点

    [1] 凌晨 2 点至 3 点

    11. 假设你希望在一项会令你精疲力竭，而且需要持续两个小时的考试取得最佳表现，而你能完全自由地计划你的时间，只要考虑自己的生理时钟，你会选择以下哪段时间考试？

    [6] 早上 8 点至 10 点   [4] 早上 11 点至下午 1 点

    [2] 下午 3 点至下午 5 点   [0] 晚上 7 点至 9 点

12.如果要你在晚上11点去睡觉，会有多疲累？

[0] 完全不疲累　　　[2] 略微疲累　　　[3] 一般疲累　　　[5] 非常疲累

13.假设因为某些原因，你比平时晚几个小时去睡觉，但又不需在隔天早上的特定时间起床，你最可能出现以下哪种情况？

[4] 按平常的时间起床，而且不会再睡

[3] 按平常的时间起床，但感到昏昏欲睡

[2] 按平常的时间起床，然后再睡

[1] 较平常的时间迟起床

14.假设你要轮夜班，而且要在清晨4至6点保持清醒，隔天你没有任何约会。以下哪种情况最适合你？

[1] 轮班结束后才去睡觉

[2] 轮班前小睡片刻，而结束后再睡觉

[3] 轮班前睡一觉，结束后再小睡　　　[4] 只在轮班前睡一觉

15.假设你需要进行一项两小时的艰巨体力工作，你可以完全自由地计划时间，只考虑自己的生理时钟，你会选择以下哪个时段？

[4] 上午 8 点至 10 点　　　[3] 上午 11 点至下午 1 点

[2] 下午 3 点至 5 点　　　[1] 夜晚 7 点至 9 点

16.假设你决定开始运动，你的朋友建议你应一周进行两次一小时的运动，而且在晚上10至11点为最佳时间。你只需考虑自己的生理时钟，你认为你会有怎么样的表现？

[1] 很好的表现　　　[2] 还不错的表现

[3] 难以执行　　　[4] 非常难以执行

17. 假设你可以选择自己的工作时间，你每天只需工作5小时（包括休息时间），而这项工作是很有趣的，酬金会依据你的工作表现，你会选择以下哪个时段？

[5] 早上 4 点至 8 点间开始　　[4] 早上 8 点至 9 点间开始

[3] 早上 9 点至下午 2 点间开始　　[2] 下午 2 点至 5 点间开始

[1] 下午 5 点至凌晨 4 点间开始

18. 一天之中以下哪个时段是你的最佳时间？

[5] 早上 5 点至 8 点　　[4] 早上 8 点至 10 点

[3] 早上 10 点至下午 5 点　　[2] 下午 5 点至晚上 10 点

[1] 晚上 10 点至凌晨 5 点

19. 人可分为"早鸟"型和"夜猫子"型，你认为自己属于哪一类型？

[6] 绝对"早鸟"型　　[4] 偏向"早鸟"多于"夜猫子"

[2] 偏向"夜猫子"多于"早鸟"　　[0] 绝对"夜猫子"型

19 道题的得分总和：＿＿＿＿＿＿＿＿＿

将你勾选的选项前的数字加总，总分在 41 分以下，代表是"夜猫子"型。

总分在 59 分以上，代表是"早鸟"型。得分为 42—58 分，是中间型。

05

太阳光：改变日周期的钥匙

最好的一个改变日周期的实例，也就是通过光线。尤其明亮的光线，效果更为明显。

我们本来就离不开太阳的光线，只要接触太阳光，自然可以调整我们的步调。甚至，如果要到不同时区出差或刚回来，在一开始的几天或几星期多晒太阳，就可以把时差重新调整过来。我常提醒出差的朋友，最好拨出一点时间，尤其在中午太阳最强的时候，一定要出去晒晒太阳，让身体可以和当地的时间重新对时。

为什么白天的太阳光可以有那么大的作用？我在这里，想多做一点说明。

在第二篇的第三章谈梦和情绪时，我已经提过"情绪脑"，也就是边缘系统（limbic system）——位于中脑和大脑之间边缘地带的脑部组织。情绪脑是大脑接收信息的过滤网。它影响情绪，为认知加上一层情绪的色彩，而让我们不可能客观。

在情绪脑，有一个部位叫作下视丘（hypothalamus）。下视丘作为神经系统和内分泌之间的桥梁，影响脑下垂体这个内分泌的中枢，从而进一步影响全身的内分泌。同时，它也进一步调控交感神经和副交感神经的作用。

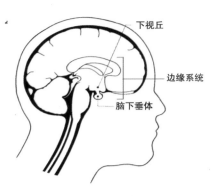

下视丘

边缘系统

脑下垂体

假如你还记得，我们的日周期是跟着太阳走，才有一个接近 24 小时的日周期，而依照白天和晚上的差别，有不同的生理的反应和运作。几十年前，没有人想过，那么复杂的周转，是由脑部的单一部位在控制，而这个部位在情绪脑里。

就在下视丘里，有一个视交叉上核（suprachiasmatic nucleus, SCN）在控制日周期。如果你还记得，解剖学家会称之为"核"的脑部组织，指的就是神经细胞特别密集的地方。

坦白讲，你知不知道有这个机制也不重要，不见得对你的睡眠有帮助。最多，是知道身体有一个中枢时钟，而这个时钟跟睡眠有关系。然而，管制全身的日周期，不光是靠头脑里的视交叉上核。身体里，心脏、肺脏、肝脏和主动脉都一样带着调控日周期的机制。这些外围的机制，科学家称为二级控制。有了中央和外围的控制，就能全面地调节身体每一个角落。视交叉上核将"醒来"的信号传送给其他脑区，再进一步统合身体各部位，达到一致的日周期。

其实，一致性，我认为才是关键。或许你还记得，就连身体的血管都有一个波动，而这个波动到了最根本的频率，也就是一分钟 6 次的梅尔频率，会让全身同步，让身体每一个部位达到谐振。

我过去和大家分享各种静坐、呼吸的练习，也只是希望我们体会到身体的谐振。只要我们可以达到身体的谐振，倒不需要担心日周期的生理时钟怎么运作。这时候，我们已经自然能够归零，让身心随时重新设定。

　　只要我们把身体最根本的状态随时找回来，这个日周期自然会跟着调整它自己。从我个人的角度来看，倒不需要我们去懂详细的机制，身体本来就会自行调整。这一点，我会在接下来的练习再继续深入，让你亲自体会。

　　当然，这些知识，还是可以为头脑建立一点信心，也方便你和朋友分享各种好睡的练习。

　　回到阳光的作用，在眼睛的视网膜上有一些神经，直达启动日周期的中枢，也就是前面提过的视交叉上核。这些视神经上有一种色素，叫黑视素（melanospin），对波长较短的蓝光特别敏感。这种蓝光特别能活化视交叉上核，而视交叉上核又直接通往松果体，去抑制松果体的活性，不让它产生褪黑激素。（前面提过，褪黑激素会让人有睡意，体温下降，让身体知道该睡觉了。）

明亮的光线，抑制松果体，减少褪黑激素的生成

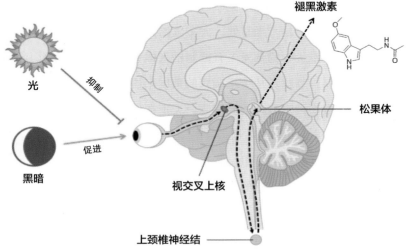

一个人如果希望好睡，那么睡前少看屏幕，确实对入睡是有帮助的。因为，屏幕产生的蓝光，降低褪黑激素分泌的效果相当直接。此外，我们也都能体会到，生活中无所不在的信息，对头脑造出来的刺激，可能比蓝光的影响大得多。

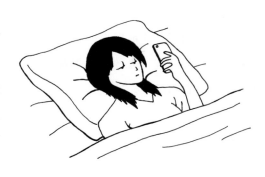

无论如何，如果希望好睡，睡前最好给自己一个空当，远离信息，也远离蓝光。这么做，不只能改善睡眠，也可以保护眼睛和视力。毕竟蓝光是能量最强的可见光，接收太多蓝光，会伤害你的视网膜而可能导致黄斑部病变。

我也要提醒，一般家庭和办公室为了省电常用的照明，蓝光的比例可能偏高。如果你时常需要用眼，或眼睛对光线比较敏感，可以在家里或办公室需要用眼的角落改用别的灯光，来照顾自己的眼睛。而且最好多花一点时间尝试，找出让眼睛觉得最舒服的照明。

当然，蓝光并不是一无是处。大多数的人类还是日行性的动物。白天的光线（尤其里头含的蓝光）有抑制松果体分泌褪黑激素的作用，让我们比较不容易打瞌睡。从生理调控的角度来谈，这个抑制的过程，其实也就等于在重新设定醒睡的周期。白天把褪黑激素抑制下来，到晚上再来释放，让身体去好好睡一觉。

蓝光对身体有种种的作用，而其中之一就是带来身心周期的重整。然而，自然的光线带着完整的光谱，对我们有最好的作用。平时，我也建议朋友在早上和下午多晒点太阳，白天自然不那么容易觉得疲惫，晚上也就自然想睡。

我以前通过《真原医》的预防医学也特别介绍全光谱的照明，还特别提醒一定要带着接近紫色的蓝光才会有作用。一遇到季节变化就容易忧郁的朋友，可以晒晒太阳，甚至在早晨沐浴明亮的全光谱进行"光照治疗"，也让人比较能够抵抗换季时的情绪波动和失眠。甚至，对有严重忧郁的朋友，我过去还会建议他们试试蓝光盒（blue light box）。

当然，全光谱的作用是全面的。这一点，是强调单一色光或是由少数几个色光组成的照明无法相提并论的。毕竟，后者并不是太阳光的完整波段，各波段的比例也往往不够均衡。将来，我认为这方面会有一个完整的科学，来验证全光谱照明对人的影响。

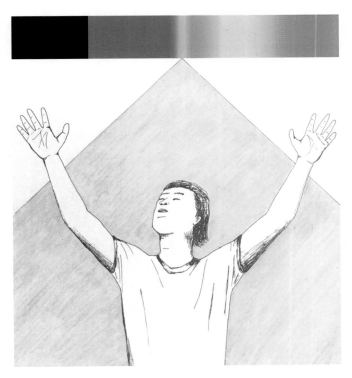

谢谢蓝光，把我给照醒了

我为什么特别强调全光谱照明的重要性？其实，只有全光谱的照明，才会给我们真正颜色的感知，而让我们体会阳光的作用。尤其阳光本身，对睡眠的周期还有一个启动和调整的效果。我们长时间待在封闭的室内空间，更应该注意。如果能采用全光谱的照明，即使白天没有那么多机会接触太阳光，但多少也是一种补救措施。

━━ 有用的几个重点：

- 晒太阳，是调整日周期，让我们从时差中恢复过来，最有效的方法。

- 光线照到眼睛，直接传达到脑部调控日周期的中枢，对脑部而言，是最强烈的"该起了"的信号。

- 日周期的中枢，对蓝光特别敏感。睡前不用手机、计算机这些设备，非但能减少蓝光的刺激，也让我们暂时远离过多的信息，而可以准备好入睡。

- 全光谱的照明，也就是模拟太阳光的完整光谱，可能是大多数时间待在室内工作、生活的现代人所需要的一种支持。

练习 11　晒太阳和运动

我在这里，想一次带出来两个练习。

首先，是我们每个人都需要的——为自己找一段时间，出去散步，而同时晒点太阳。

在台湾这种接近热带的地方，尤其在夏天，阳光会比较强烈，我们可以安排在早一点或靠近傍晚的时段。假如情况允许，最好是快走，让自己出汗。这样不光吸收阳光，也同时锻炼身体的肌肉。两者都可以让身体放松。除了阳光，运动本身就是调整我们内分泌和神经系统最快的方法。

我想你还记得，身体的肩膀、手臂和大腿，大概占了全身 70% 的肌肉量。快走，本身是很好的运动。假如时间允许，我通常还会建议做跳跃的动作，这是让全身一起共振最有效的方式。当然，你也可以采用螺旋舞和结构调整。

这些运动，本身就非常重要。我会在这本书的最后单独用一章来谈。

此外，我通常也会建议身边的朋友，假如方便的话，可以特别去看早上刚升起 5 分钟内或正要落下的太阳，对我们身心调整的作用是最大的。甚至，对我们神经系统的重新启动，也有很好的作用。

这时候的阳光，通过外围空气的绕射，对眼睛不会有伤害，我们可以盯着太阳看。只是要记得，早上一旦太阳的颜色从红转白，就不能直接盯着看，会伤害眼睛。

06
电磁场和生命场

　　人类几万年来的发展，本来几乎都是受大自然的影响。这个大自然的频率相当单纯，包括周遭环境的频率，也包括这本书提到的日周期。可以说，在几万年来的演化过程中，人类所受到的环境影响相当稳定，就好像活在由地球、植物、矿物再加上周围的动物所组成的一个安稳的生态系里。

　　这样的生态系，为我们带来最稳重的生命频率。我们仔细观察身体的波动，也自然会一再地想回到大自然和大地母亲的共振，就像是回到自己本来的频率。

　　无论梅尔频率、头荐骨疗法创始人优普哲（John Upledger）所提到的头荐骨韵律（craniosacral rhythm），还是更微细层次的波动，都在谈有一个最低、最稳重的频率，是我们需要和它共生存，才可以进入休息、回春和疗愈。和这个频率共生存的机制，也就是共振。

　　我这里指的共振，不光是一个人慢下来，也不只是血管、头脑、肌肉、呼吸的运作都慢下来，而是还要同步。就好像身心每一个角落，都在与大自然合一，踏着同一个步调。地球深呼吸，我们也跟着深深地吸气，长长地吐气，跟它分不开。

过去有人说地球是"活"的，甚至取名叫盖娅（Gaia）。一般人会觉得这种说法只是比喻，或只是一种新时代的观念。我们倒没有想过，用这种"活起来"的描述来谈共振，其实是再合理不过了。

我们仔细观察，古人不光早就懂得这种观念，而且是活在其中。一个人轻轻松松达到这种共振，才突然懂得什么是不合理的快乐，也就是没有条件的快乐。这一点，是我们天生就有的，但你我反而把它忘记了。

进一步讲，地球能量的来源是靠太阳。太阳的能量，不光含着我们认为的光、热或电磁场，还带给我们一个完整的生命场。这样的生命场，我过去称为高速的螺旋场，让我们不光有生物的生命，还可以支持人类的意识和逻辑。

太阳带来的生命场，包括电磁场，其实影响到我们每一个部位。生物体自然会发展出完整的日周期机制来配合。我们也才会白天想要动、要工作，而晚上自然想休息。过去的人，还懂得生活的步调一定要和生命场达到共振，才可以让自己得到健康。

当然，除了太阳，我们其实也受到月亮的影响。不过，月亮倒不是通过电磁场来影响我们，而是通过重力。每天潮汐的变化就是一个例子。

你大概没想过，就连满月都会影响睡眠。瑞士最古老的巴塞尔大学，有几位研究日周期的科学家，在月圆的晚上喝啤酒聚会时，聊起满月和狼人的传说，也就想到是不是月亮的盈亏也会影响睡眠。他们手上刚好有一批十几年前为了研究日周期和睡眠而搜集的数据，更棒的是，这批数据在搜集时，没有人想过与月亮有关，也就可以排除因为参与研究的预期心理而影响睡眠的可能。

他们回头分析当时的所有数据，包括全夜监测的脑电图，发现了一个特别的现象，在月圆前后几天，即使睡在全暗卧室、看不见月光，睡眠时间都会减少 20 分钟左右，要多花 5 分钟才能入睡，而代表深睡的 δ 波少了 30%。[1]虽然没有人知道为什么满月会影响睡眠，而且月圆月缺也不是可以人为控制的，但是，如果那几天睡得少或不够，至少你可以不用担心，这是正常的现象。

月亮不光影响睡眠，还影响我们身心的均衡。几乎每一个文化，都会用月亮的特质来描述疯癫的人。举例来说，英文会用 lunatic、moony 这些和月亮有关的形容词，来表达一个人好像"疯"了。西方的其他文化，也有类似的用法。

是我们现代社会集体的步调太紧绷，让我们连自然的频率都忘记了，失去了和生命场的共振。接下来，我们才有那么多的痛苦，包括失眠。我也只好不断地提醒，失眠最多是反映人类现况的不均衡。

谈到太阳的磁场或生命场，我们仔细观察，现代人的步调确实已经快到一个地步。而这样的速度，完全是靠着人类通过设备造出来的磁场所促成。这些设备是这几十年才有的，而竟然产生了一种人为的意识场。

当然，假如没有这些设备，我们现在也就没有这么方便的网络和科技，它本身可说是人类最了不起的突破。相对地，这些电子设备也带来许多威胁。只是如今我们还不一定清楚威胁所在，甚至还有不少辩论。

这些场，我们可能已经习以为常，已经意识不到没有这些波动的状态。举例来说，几乎每个家庭都有无线网络，而且是一周 7 天、一天 24 小时没有关过的。一般人如果住公寓，大概会发现自己身处在各种无线网络的信号里。我认识有些比较敏感的朋友，只要接触这种空间，马上可以体会到不同。

我常开玩笑，这些无所不在的磁场，就让我想到以前在实验室进行

---

[1]　Cajochen, Christian, *et al*. "Evidence that the lunar cycle influences human sleep." *Current Biology* 23.15 (2013): 1485-1488.

好睡：新的睡眠科学与医学

电生理学实验，必须设置一个法拉第笼来消除所有干扰。没想到，不过几十年，我们已经活在一个法拉第笼里。更想不到的是，它本身已经含着一个强烈的电磁场，变成我们生活的背景，而且大多数人还意识不到。

人类几万年来已经适应了一个稳定的场，也就是单纯的太阳和地球的磁场。没想到，就这短短几十年，在这最稳定的场上，我们通过科技的进展，突然造出另外一个复杂的场，随时在干扰我们自己。

我们体会不到这些场的作用，也只是因为没有比较。然而，我们也都知道，如果到乡下度假，或到了山里、农村或海边这种没有各种设备干扰的环境，我们反而能睡得比较深沉。通过这样的比较，一般人才可能体验到差别。

当然，你也知道有许多人在关注另一个主题，也就是想知道人体长期接触各种电磁场，对健康会不会有不利的影响。然而，坦白说，进行研究的方式不同，包括电磁场的来源、强度、接触时间、接触频率、受试者的特质都不一样，很难得到一致的结论。无论得到的结论是正向、负向还是不相关，都有各种各样的争议。

举例来说，有人从内分泌的角度去切入，想探讨电磁场会不会影响褪黑激素的分泌，进而影响睡眠。然而，不同研究的结论都是彼此矛盾的。有些研究指出，接触电磁场会让人体内褪黑激素的量下降[1]，然而，有些实验又认为不会影响褪黑激素的分泌[2]，甚至还有研究提到会稍微提高褪

---

[1] Wilson, Bary W., Richard G. Stevens, and Larry E. Anderson. "Minireview: Neuroendocrine mediated effects of electromagnetic-field exposure: Possible role of the pineal gland." *Life Sciences* 45.15 (1989): 1319–1332; Davis, Scott, *et al*. "Effects of 60–Hz magnetic field exposure on nocturnal 6–sulfatoxymelatonin, estrogens, luteinizing hormone, and follicle–stimulating hormone in healthy reproductive–age women: results of a crossover trial." *Annals of Epidemiology* 16.8 (2006): 622–631.

[2] Gobba, Fabriziomaria, *et al*. "No association between occupational exposure to ELF magnetic field and urinary 6–sulfatoximelatonin in workers." *Bioelectromagnetics: Journal of the Bioelectromagnetics Society*, The Society for Physical Regulation in Biology and Medicine, The European Bioelectromagnetics Association 27.8 (2006): 667–673.

黑激素的量[1]。

从这个例子可以看出来，针对电磁场的健康影响，这个主题已经累积了相当多的文献，各种论点都有它的根据。但是，我总认为这个题目还不够成熟，才会引起这么多的辩论。我在这里并不想贸然做任何结论，最多也只能提醒，每个人的体质和敏感度不同，受到的影响也自然不一样。如果觉得有影响，也就要学会自己去避开。

━━━ 有用的几个重点：

- 身体和大自然有一个最基础而稳重的频率，落在这个频率，我们自然能够不费力地休息，让身心自己疗愈。

- 地球的生物发展出"日周期"的机制，就好像来配合太阳带来的生命场。月亮也影响我们的心情甚至睡眠。

- 人为的电磁场，对个人健康的影响，在科学上仍然是充满争议的主题。

- 每个人体质和敏感度不同，可以自己实验看看，观察电磁波对自己身心的影响，包括睡眠。如果敏感，你就要学会去避开。

---

[1] Dyche, Jeff, *et al*. "Effects of power frequency electromagnetic fields on melatonin and sleep in the rat." *Emerging Health Threats Journal* 5.1 (2012): 10904.

练习 12　关掉电子设备

到现在，我们已经相当依赖平板、计算机、手机等电子设备，不仅随时用来通信交流，还可以接收各种新闻信息、听音乐、玩游戏，甚至拿来阅读。几乎每个人睡觉时，床边还是摆着这些设备，至少当作闹钟，让自己隔天能准时起床。

一般人的卧室也至少有一两个插座，方便为电视、闹钟或其他设备供电。前面也提过，大多数的家电，即使关机，只要还插着插头，还是有微弱的电流在运作。敏感的朋友，可能体会得到这种差别。

就像我在"练习：建立有利于睡眠的环境"中提过的，失眠的朋友，最好先把床边、卧室里的全部电子设备都移开。假如不能完全去除，至少离身体远一点，也尽量把插头拔掉，不要让电器处于低电流的待机状态。

我常常和朋友半开玩笑——如果我们搭飞机会担心电磁波干扰操控，都知道要将手机改成飞行模式，那么，我们为什么不担心这些设备是不是会干扰自己的身心？用这种角度来看，睡觉时关掉电子设备，是再合理不过的做法。我们不妨都试试看。

我之前也提过，失眠的朋友，睡觉时最好将光线完全遮住，让我们避开夜间照明的干扰，而更能配合太阳的周期。另外，隔音也相当重要。尽管有些背景声是电扇、冷气的声音或所谓的白噪音，好像有帮助入睡的效果，但是如果可以，还是尽量把声音去掉。

07

头脑的清醒机制

　　睡眠在演化中扮演着相当重要的角色。我们当然知道，保持清醒的状态是有利于生存的。比如说，眼前有野兽，我们最好是清醒地面对。假如连叫都叫不醒，可能连命都丢掉了，自己还不知道。

　　但是，很有意思的是，要是没有得到睡眠或休息，我们的身体也自然会抗议，不能让清醒的时间无限制延长下去。前面谈过日周期，也就是生物体配合太阳周期的机制。它就像指南针一样，告诉我们什么时候该保持清醒。然而，我们的身体还有另外一个机制，不允许我们清醒太久而不去休息。

　　举例来说，一个人如果突然日夜颠倒，而不睡的时间太长，身体自然会想睡，才不管现在到底几点。这个机制，是来确保我们不会清醒到超过身体的负荷。我们醒着的时间愈长，自然会觉得愈累，开始想睡，而且自然会进入无梦的深睡。只要几天睡不好或清醒的时间太长，一等到可以睡的时候，停留在深睡的时间自然会拉长。当然，我们一旦入睡，这种睡眠的动力也就逐渐降低，直到我们清醒。

　　重点是，我们的身体就像是有两套系统，一个让我们清醒（arousal），另一个让我们想睡。这两个机制通常是互相对抗的，而有相当多的机能成分参与。我们过去讲过，是类似头脑内分泌的神经传导物质，在做这方面的运作。

你可能还记得我在《不合理的快乐》中提过，这些分子都会影响期待系统，让人期待，让人兴奋。脑部也通过同样的一群分子，包括乙酰胆碱、去甲肾上腺素、多巴胺、组织胺和血清素送出"醒过来"的信号，让我们保持清醒而不会睡着。也就是说，头脑的兴奋离不开头脑的清醒的作用，如果在睡眠时有这种期待的作用，可能也就睡不着了。

此外，我们清醒的时候，身体大量耗能而剩下的代谢产物腺苷（adenosine）也在体内累积。腺苷累积得多了，自然被身体当作启发睡眠的机制。从我的角度看，身体的奥妙是最不可思议的，充分利用每一个机制、每一个分子，而一点一滴都不浪费。

通常，能引发清醒和睡眠作用的，都是相当单纯的刺激，如阳光、腺苷或单一的一个化合物。只有这样，头脑才可以在很短时间内达到同步，而可以完成眼前的任务，包括睡眠。

但有时候，这还不够。头脑不可能单独存在，而是需要整个身体的运作来配合，也就要把它的信号扩大到全身。内分泌，就是扮演这个全身扩大器的角色。我在前面也提过，下视丘，是作为神经系统和内分泌之间沟通的媒介。

你可能还记得，下视丘里的视交叉上核是调控日周期的中枢，包括去调控松果体分泌褪黑激素。最有意思的是，有些科学家认为松果体就是传说中的天眼或古人所称的第三眼。认为松果体落在头顶上，就像一只眼睛看着天空，或看着全部。

现在你知道了，松果体确实和眼睛是连起来的，尤其对蓝光特别敏感。但是，松果体并不是一般人想的第三眼，其实是通过眼睛的神经连接再加上褪黑激素在调控睡眠。

过去，我每次听到有人想对天眼或第三眼做这类"科学化"的解释，都会跟这些善意的朋友说，这种解释最多只是部分正确。古人指的天眼，从我个人的角度最多是在表达无所不在、无所不知、无所不能的意识层面。这就是我在前面借"全部生命系列"相当多篇幅来表达的。

古人老早知道，我们的意识就像光一样是一个谱。从一个局限的范围，一直到一个无限大、绝对的意识层面，我们都可以有办法体会。天眼，其实是在表达这个内心更深的层面，也就是绝对或无限大。

反倒是后人将这个观念套上松果体的结构，用科学的词汇去勉强包装，甚至还认为这和一般所称的"神通"有关——以为通过松果体，我们可以创出另外一个特殊的状态，或更微细的真实。

你大概已经注意到，其实睡眠或失眠，对自己反而是最好的意识转变工具。这一点，我在前面也提过的。通过睡眠这个主题，我最后是希望，我们一起站在睡眠的角度，共同研究什么是意识谱，什么是绝对，什么是无限大。

值得提醒的是，我过去所讲的相对 vs. 绝对，二元对立 vs. 无思无想，有限 vs. 无限，动 vs. 在，其实是两个不同的意识层面。无限的绝对，并不是靠任何体（无论是身体的哪一个部位）或逻辑上的哪一个

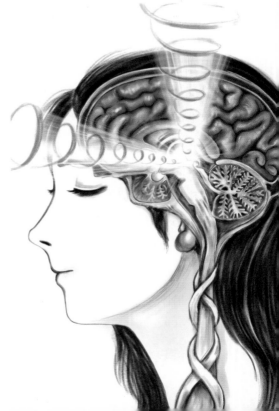

观念可以描述出来。只要可以描述，还是在相对的范围。也就是说，就连我们在这里采用的语言和概念，无论多科学，还是在一个相对的层面在运作。

我们不可能拿身体或任何一个体来解释无限大的绝对。然而，每一个人却都可以体会到它，这才是我觉得最不可思议的。我才希望通过《好睡》带你我到更深层面的领悟。

▰▰▰ 有用的几个重点：

- 人体有两个系统，一个让人清醒，另一个让人想睡。这两个机制都通过各种神经传导物质和神经回路的配合，让头脑可以很快达到同步，而能入睡或清醒。

- 要保持清醒，光线有很强的带动作用，而通过日周期整体的循环，可以进一步调整睡眠。

- 松果体，有些科学家认为它就是古人口中神秘的"第三眼"或天眼。然而，松果体其实是被光线调控，通过分泌褪黑激素而影响睡眠。

- 绝对和无限的永恒，并不是落在身体哪一个结构或哪一种观念可以描述出来的。然而，我们虽然无法用语言解释，却可能在这一生将无限和永恒的绝对活出来。

练习 13　眼睛的练习

我们一般人都过度用眼，整天专注于眼前的东西，也许是人、文件、书、电视、手机、屏幕。这一点，我认为也是现代人紧张的主要来源。过度用眼，尤其是接收信息，会带动整个自主神经系统紧绷。等到晚上该睡觉的时候，更不容易从眼睛的过度疲劳中恢复过来。

面对这个问题，我过去会带出两种练习，我希望大家可以一起来做。

一，躺在床上，做简单的眼球运动——让眼球往左边、右边动。往左看，再往右看，两只眼睛同方向移动。接下来，眼球同时往上看，再往下看。接着，我们可以让眼睛同时顺时针转，然后逆时针转。

每个动作至少做十次。

二，通过观想，我们把注意力放到身体某一个部位，让我们把原本聚焦在眼睛的意识落回身体，而得到一个落地、接地的放松效果。通常我会这么做，从头顶到脚跟——扫描过去：

头顶，放松。

额头，放松。

脸，放松。

下巴，放松。

每一个角落，我都可以看到，都可以放松。

脖子，放松。

肩膀，放松。

深呼吸，深吐气，胸部，放松。

手，放松。

手指头，放松。

肚子，放松。

腹部的骨盆，也可以看到，也可以放松。

大腿，放松。

小腿，放松。

脚踝，放松。

脚跟，放松。

脚趾头，放松。

全部，都放松。

熟练之后，我们自然会发现，每一个部位的放松可以更细，甚至连身体的内脏和器官都可以观想起来，而接下来让它放松。比如说，我们可以观想脖子的肌肉、肺部的气管、心脏、食道、胃、肠道、肝、膀胱……而通过这种集中，把注意力交给有异常或不舒服的部位。

当然，这个顺序可以从上往下，也可以从下往上，只要自己能够适应就行。我通常会采用由上而下的顺序，毕竟我们每个人都过度将注意力聚焦在头部，从上往下，可以快速放松而恢复稳重。

通常，我也会劝大家，夜里醒来也就做这两个练习。观想，可以重复再重复，不用管能不能睡着。只要通过这种对每个部位的观想，自然让身体得到休息，而降低烦恼的念头。

08

咖啡因、尼古丁、酒精和睡眠的关系

现代的社会是极度的快步调，很难给身心自然调整的空间。睡不够或睡不着的朋友，也自然依赖咖啡因、酒精和其他物质，希望能快速帮助自己缓解疲惫或尽快入睡。

坦白说，咖啡因确实可以诱发一个人清醒，减少疲劳。但大家不知道的是，咖啡因其实不是让人有元气而清醒。它带来的清醒，其实是去压制身体面对疲劳的自然反应。

也许你还记得，前面提过身体耗能的代谢产物腺苷，自然会让人想睡。咖啡因的机制，正好是去阻断脑细胞的腺苷受体，不让腺苷发挥作用。也就是说，腺苷引起的疲惫，咖啡因会去阻止，而且是通过同样的管道。

值得提醒的是，咖啡因的半衰期相当长，大约有 5 小时。喝了咖啡，即使过了 5 小时，还有一半的咖啡因在体内起作用，而难免对睡眠产生影响。当然，咖啡因残留的时间长短因人而异，有些人需要很长时间才能排出。我相信，每一位在午餐或晚餐后喝咖啡就会失眠的朋友，都能体会到这种效果。

无论通过什么方法改善失眠，首先要把咖啡和咖啡因减量。

也许你认为，那么，早点喝咖啡，应该就可以避开对睡眠的影响了。但是，我相信我们都没想到，就连一大早喝的咖啡，到了睡前，唾液里的咖啡因含量已经几乎侦测不到，还是会影响深睡。而深睡，从专家和我个人的看法，都是睡眠中相当有恢复力的一部分。

可以这么说，咖啡因，无论什么时候用，不光影响到睡眠的时间，还会影响睡眠的质量。当然，每个人体质不同，敏感度不同，受影响的程度也不一样。但是，这个作用大概每个人都避不掉。

我接下来用这张图表达另外一个重点——依赖咖啡因或任何兴奋剂，会进入一种恶性循环。我们每天醒来，面对需要天数不完的烦恼和工作，多半都会认为自己需要咖啡才能清醒。但是，如果不小心过量了，反而会让

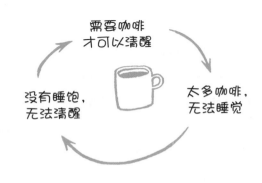

人睡不好，甚至睡不着。接下来，又让人隔天早上爬不起来。就是起来了，也没有精神，而又认为自己需要咖啡因。

从各个角度来看，咖啡因对睡眠是有影响的。不过，别忘了，人是多个层面的组合，失眠的重点也不会只落在单一物质上。咖啡因确实有作用，但影响不见得那么严重，可能还有其他的因素。

除了咖啡因对睡眠会有影响之外，其实香烟的尼古丁，本身有提神的作用，也一样影响睡眠。在北美、欧洲及中国台湾，抽烟的人愈来愈少，但是只要到其他发展中的地区，我们会发现比例还是相当高。

我相信不用我讲，你已经想到了。是的，尼古丁和咖啡因一样，会影响睡眠的质与量。虽然尼古丁的半衰期比较短，不超过一两个小时，

但是尼古丁的二次代谢物可丁宁（cotinine）还是有作用的，而且在体内的半衰期长达20小时。也就是说，即使一天后，还是有接近一半的可丁宁在作用。

和咖啡因相同的是，尼古丁会让人更慢入睡，睡眠变得片片段段，白天没有精神。同时，它也让快速动眼睡眠和深睡都减少。

前面提到咖啡因和尼古丁的提神作用，这里也顺带一提酒精对睡眠的影响。一般人通常在晚上喝酒，在国外会把这种睡前酒的习惯称为"nightcap"。Night是晚上，cap是一个帽子，就好像喝了这杯酒，也就为这个夜晚盖上一个帽子，把它结束。

我们一般认为，酒精让人比较好睡。一有失眠，也自然会想用酒精来克服。确实，只要是酒，无论小酌还是喝多了，一开始都会让人放松，而比较快入睡，而且会延长睡眠的时间，甚至让人一整晚都不会醒过来。

然而，酒精不光让人想睡，也会影响到我们头脑运作的效果。我在这里也要提醒，从睡眠的角度来讲，酒喝得多，或长期喝酒，反而会减少深睡的时间，影响睡眠质量。

我过去常常说，各种各样的化学分子，都会令人上瘾。我个人认为身体会反弹，也是在抗议，希望我们降低对这个物质的摄取。种种反弹，就像是用身体的方法来告诉你，依靠这些物质，不光达不到我们的期待，就连我们不期待的也会浮出来。只是，我们一般不会仔细听身体的信息。

不光如此，酒精也会诱发失忆。很多人长期饮用酒精下来，自然发现头脑的记忆力不如过去。不光如此，失忆的频率会愈来愈高。甚至，醒过来后，可能会忘记夜里的经过。

我相信这些现象，对爱喝酒的朋友，也是常识。很多朋友跟我分享，就是酒精会引发失忆，才会想要喝酒，希望把痛苦和种种烦心的事忘掉，但愿醒来后，可以重新面对人生。

从我的角度，当然有更好的方法，像是通过"全部生命系列"来解答这个问题。我相信不需要酒，面对人生的苦痛，也一样可以找到一条出路。

▰▰▰ 有用的几个重点：

- 咖啡，很可能是现代人最常用的兴奋剂之一。提醒你，喝过咖啡5小时后，还会有一半的咖啡因在体内起作用。

- 咖啡和尼古丁这类一般认为"提神"的物质，长期使用，可能让身体进入"愈提神→愈疲惫→愈需要提神"的恶性循环。

- 睡前的酒精，也许能让人认为自己放松了而想睡。但长期下来，对睡眠的时间和质量，尤其深睡的比例，会有很大的影响。

- 如果察觉到这些物质的效果开始减弱，可能是身体正在提醒我们——该减少它的使用了。

- 无论从身心的层面还是意识的层面，都可以有更好的做法，让一个人走出痛苦。

全身每个细胞同步的运作

练习 14　建立新的生活习惯

说到咖啡因、尼古丁、酒精都会让我们上瘾，其实，从我的角度，它跟我们一般讲的习气（也就是难以戒除的习惯）都一样，并没有特别严重，也不值得我们操心。

要改变一个多年的习气，确实不容易。毕竟它已经在头脑建立一个自动运作的固定回路，而且多年来不断通过运作而强化它自己。要突然打断一个习气，不光是难，从睡眠的角度来看，也不见得有此必要。

就像过去我在《真原医》里所讲的，要改变任何习气，不必刻意去消除；反过来，是培养一个新的回路，也就是新的习惯。这新的习惯，最好是一样有乐趣，甚至更有乐趣。只有这样，我们才有机会在不知不觉间，不费力地转化过去认为不可能改变的生活习惯。

怎么去轻轻松松地改变使用咖啡因、尼古丁和酒精的习惯？

我通常会这么建议，比如本来每天要喝一瓶酒，首先降低成一半，喝半瓶就好。少喝的半瓶，通过其他的生活习惯来补足。举例来说，也许是早餐吃好一点。我在《真原医》里建议过，好的饮食，不光是提高蛋白质的量，还要多摄取好的油脂和高膳食纤维的碳水化合物。天然的种子，例如豆类和坚果，都是很好的植物性蛋白质和脂肪来源，也很适合在早餐采用。

最关键的营养素，其实还是元素，尤其是微量元素。微量元素是我们需要从外头补充的，而它的提神效果不会输给咖啡因和尼古丁。我也提过，微量元素会让身体舒畅和放松，气脉打通。许多朋友只是轻松地采用微量元素，就可以让白天精神集中，而晚上比较好睡。也就这样，不知不觉，原本对咖啡因、尼古丁和酒精的瘾，也就被取代掉了。

就我个人的观察，少了微量元素的辅助，很难戒掉咖啡因、尼古丁和酒精的瘾。我当年回到台湾才把微量元素的科学带出来，也特别强调微量元素在饮食金字塔中高居最顶端的位阶，用量虽小，却不可或缺。补充微量元素，从我个人的经验，非但可以帮助我们走完改变习气的过程，还能够修正身心的失衡（例如睡眠）。

要注意的是，要让人体能够吸收，这种微量元素本身需要是有机螯合的。这些观念，我相信一般人不会注意到，故不断强调它的重要性。

除了采用均衡的饮食、补充有机螯合的微量元素，我也强调调理素的重要性。调理素，也就是神农氏所称的上药，本身是许多有机蔬菜或草药的天然精华。和微量元素一样，用量虽然少，但会调整我们的体质。通常，我会将微量元素和调理素这两项，当作调整体质最重要的补助。

要怎么得到微量元素和调理素？一个很简单的方法，也就是喝新鲜的蔬菜汁，我在《真原医》中也强调蔬菜汁的好处。新鲜的蔬菜汁，本来就含着各式各样的植化物和元素，就像是天然营养成分的"彩虹"。这些成分，原本要吃很多蔬果才能得到。然而，通过最单纯、最少破坏的技术，我们可以用体积小得多的蔬菜汁，满足身体的需要。

此外，我们也要去懂什么是好水。水，和饮食一样，需要是"活"的。一个人只要自己去体验，自然会发现某些水比较适合自己的体质。随着身体需求的变化，适合的水的种类也会改变。

好水和蔬菜汁，对我们的净化相当重要。不光是加速代谢反应，让身体活起来，还能让过去长期累积在淋巴系统的不良代谢物能够交换出去。

一个人只要习惯好水，自然会发现，身体的体质会变得轻快。习惯了好的饮食和水，口味也会变得清淡。再遇到咖啡因、尼古丁、酒精和其他刺激物，身体反而会不适应。

这些话，都不是理论。饮食的作用，我会在本书的第五篇再做整理。但更重要的是，我们自己亲身去尝试，去自然发现效果。我甚至认为，一个人只要懂得营养均衡，本身已经带来一个没有回头路的转变。我们接下来自然会吃得清淡，倒不需要再去补充其他的刺激品或兴奋剂，来应付生活。

除了妥当的饮食，我们还要懂得运动。尤其在习气转变的过程中，更需要运动的支持。一个人懂得运动，会自然发现，通过运动可以刺激代谢，而接下来让人放松。大量运动，对于交感和副交感神经系统恢复均衡，有最快的效果。

我从《运动新观念》开始，就将运动分成有氧、健身和拉伸三大部分。健身和有氧，本身可以加快代谢，尤其提高同化作用，等于减缓退化的速度。一个人年纪大了，肌肉本来已经开始流失，通过运动，就像突然进行一个反向的工程。不光在老化的路上踩一个刹车，还让肌肉量提高，也调整内分泌的循环。

当年为了帮助有慢性病、失眠和抑郁的朋友，我在台北成立"身心灵转化中心"作为示范。接下来，我也通过《运动新观念》强调"还原六法"的运动。后来，再进一步通过《螺旋舞》和《结构调整》来证明这些原理是有效的。过去的这些实践已经帮助了许多朋友。

我相信你已经老早想到，我们要取得健康，绝对不是只从单一的层面着手，而是从生活各层面来巩固身心的均衡。除了饮食和运动，还包括心理的管理、呼吸和静坐。这些练习，只要采用，也许一两个星期内就会发现效果。

要提醒的是，一开始的几天，可能就会有好转反应。有些人可能会觉得

好睡：新的睡眠科学与医学

很容易累，也许还会认为是不是身体不对劲。接下来，汗、排泄物和口腔，都有很重的味道。然而，我会提醒这些朋友不用担心，这其实是身体在排毒，也就是把咖啡因、尼古丁囤积在身体的代谢物排出去。这些代谢产物，长年累积在肌肉或肝脏，现在通过营养和运动的调整，才有机会自然排出来，而让身体重新归零。

由于篇幅的限制，我在这里先提出运动的重要性，接下来也会在本书的第五篇将运动和睡眠的关系做个整理。至于执行的细节，希望你拨出一点时间，回头读这些作品，再进一步拟定适合自己的方法。

无论怎么做，最大的关键是随时抱着感恩和快乐的心情。举例来说，要建立运动的习惯，一定要让它成为一种享受，我们才会不断地想去做，想回到运动。我在《真原医》中就提过，真正要改变习惯，绝对不是突然而大规模的更动。要不然，样样改变都是短暂的。我们要做到一个地步，认为新的方式确实带给我们能量，而会让我们每天都期待，才会真正建立一个新的回路、新的习惯。

对旧的习气，我们不用刻意去断掉，最多是把它降低。不用着急，身体自然会告诉我们要减掉的速度。这种自然而然的调整，不光不会带给身心不需要的压力，从我过去的观察，也很可能就此将习气转变了。

反过来讲，其实也不需要完全戒掉习气。我们读到这里，应该已经发现，一个人要好睡，是通过态度的转变。心态转变，比任何习气的作用都大。既然如此，我们倒也不需要担心戒不了这些多年的习气。

最后，我还是要再强调一次——失眠既不是疾病，也不是一个重大的问题。用轻松的态度来面对，反而可能得到更好的改善。

09
小睡

如果我们扩大范围，去看看各种生物的睡眠，自然会打开我们对睡眠的理解和认识。

各种动物的睡眠时间和方式都不同，举例来说，长颈鹿一天只睡0.5—4.5 小时，而蝙蝠可能每天要睡 20 小时。马、象、羊和牛算睡得少的，一天大概只睡 3—4 小时。相对地，睡得久的包括狗（一天 10.1 小时）、狒狒（10.3 小时）、恒河猴（11.8 小时）、猫（12.5 小时）、老鼠（12.6小时）、老虎（15.8 小时）和蟒蛇（18 小时）。当然，这都是观察养在笼子里的动物而得到的数据。在野外自由活动的动物，实际睡眠情况也

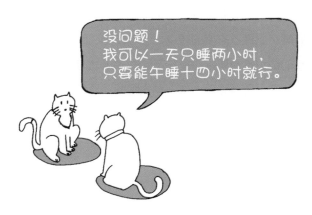

没问题！
我可以一天只睡两小时，
只要能午睡十四小时就行。

许是不同的。

对习惯平躺在床上入睡的现代人而言，有些动物的睡眠行为也是匪夷所思的。比如说，兔子可以张开眼睛睡觉，火鹤可以一只脚站着睡觉，长颈鹿、马和大象根本就是站着睡的，而蝙蝠可以倒挂着睡觉。许多鸟类只要几秒的"微睡眠"（microsleep），就可以继续正常运作。对我们而言，这几乎等于没睡。

后来大家用"微睡眠"来描述这个现象，可以是时间上很短的睡眠，也可以是空间上脑局部的睡眠。威斯康星大学的科学家克鲁格（James Krueger）对脑内局部的微睡眠很感兴趣。在同一时间，有少数的神经细胞在睡觉，但脑的其他部分是醒的。[①] 其实海豚就是这样，它只有一半的脑在睡觉，而让清醒的另一半留意环境的危险，有没有掠食者入侵。

人也一样，有时候我们好像在做事讲话，突然有几秒钟的闪神，好像有睡，又好像没有睡。相信你也可能注意过，或者自己体验过：在开会中，甚至是很重要的会议，尤其是有些年纪大的朋友会打瞌睡。你会看到他的头不听使唤重重地点，甚至还会打呼。接下来，他会努力克制自己，但可能忍不住头又顿了一下。他是睡着了，睡着的时间也许不到1秒，最多30秒左右。对会议的内容，他好像听到，又好像没有听到，不过还可以接话，让别人觉得他还在听。

这种微睡眠，或我们说的打瞌睡，你可能最多觉得只是一个有趣的科学事实。但话说回来，我们也知道，如果一个人在开车，或是操作机械时，有打瞌睡或微睡眠的状况，其实是一个很严重的安全问题。

我们也可以观察自己的行为模式，有些征兆，确实是身体在告诉我们——该睡了。我们可以一起来做这个"有多想睡"的问卷。

[①] M Krueger, James, and Giulio Tononi. "Local use-dependent sleep; synthesis of the new paradigm." *Current Topics in Medicinal Chemistry* 11.19 (2011): 2490-2492.

艾普沃斯嗜睡量表

依照下列 8 种状况，我们试着描述自己可能会打瞌睡的程度（不只是疲累，而是真的会打瞌睡）。每种状况，依照自己最近这几个月的反应，选择一个最贴近的答案。如果有些状况不会发生在你的生活中，也试着揣摩看看，当自己处在这种状况时，会是怎样的反应。

状　况	从未打瞌睡 0分	很少打瞌睡 1分	一半以上会 打瞌睡 2分	几乎都会打瞌 睡 3分
坐着阅读				
看电视				
在公众场合安静地坐着（例如戏院里或开会中）				
坐车连续超过一个小时（不含自己开车）				
下午躺着休息				
坐着与人交谈				
没有喝酒，在午餐后安静地坐着				
开车时，车子停下来几分钟				

8种情况的分数相加

0～5分：白天嗜睡的程度正常偏低　　　　6～10分：白天嗜睡的程度正常偏高
11～12分：轻微白天过度嗜睡　　　　　13～15分：中度白天过度嗜睡
16～24分：重度白天过度嗜睡

资料来源：经牛津大学出版社（Oxford University Press）许可，重制自Murray JW (1991) A new method for measuring daytime sleepiness: the Epworth Sleepiness Scale. Sleep. 14: 540-5.

填完这个量表，相信你可以体会到，如果在各种情况下都会打瞌睡，那么已经是相当疲倦而想睡，甚至可能是生理调控出了状况而导致的嗜睡。我在这里还是要提醒：现代社会的步调相当快，对任何事都过度追求一个快速的解答。疲劳，也是一样。我们等不及放松，等不及睡眠，各种提神饮料、咖啡、抽烟，成为一般人最快的选择。然而，有时候，我们需要的其实只是小睡片刻。

　　我们应该都留意过，吃过午餐，自然会想睡。就算打起精神撑着不睡，也还是会觉得昏沉，甚至相当累。当然，我们也知道，昏沉的程度，跟中午吃的丰不丰盛，吃进多少的油脂和热量有关。但是，你大概没想过，这个现象也一样由前面谈过的日周期所掌控。

　　我们上午处理事情，也正好是我们清醒的时候。然而，处理了那么多事，过了中午，头脑已经产生很多的腺苷分子，而让身体自然想要休息。而且，我们吃完一顿丰盛的午餐，也需要消化。消化，需要肠胃的蠕动。肠胃蠕动，是需要自主神经系统的作用的。不知道你还记不记得，自主神经系统里，有一部分叫作副交感神经系统，会让我们放松。有趣的是，虽然全身放松，肠胃反而开始蠕动。而蠕动，自然让血液离开头脑，集中在肠道，人也就觉得想睡。当然，接下来，日周期和兴奋系统会造出一个代偿，而让我们的精神慢慢回来。综合下来，让我们在午饭后一两个小时感到疲劳，最多是打瞌睡。

　　我到世界各地都发现，不光华人有午睡的习惯，南美、中南美、非洲和南欧的人，也是一样。然而，在北美，我只听过墨西哥人用 siesta 这个词，来讲我们都知道的午睡。我当时不懂这个习惯，到墨西哥出差，和当地人约 2 点开会。后来发现大家都迟到，反而我这个客人是唯一准时的。接下来，每个人都忙着跟我解释，午餐后需要 siesta，我才明白。

　　从我个人的体会，siesta 或我们华人所习惯的午睡，是相当重要的一种休息，可以让我们身体无论是在能量还是放松的层面，都可以得到一个弥补。很多专家建议白天尽量不要睡午觉，免得影响晚上的睡眠，从我的角度是刚好相反。我认为，华人午睡是很好的习惯。一天分段的睡觉，对睡眠不光没有影响，还能帮助一个人充电。

你或许已经发现，就连在午睡这个主题上，我的观念和一般医学专家强调的都不同，甚至可能颠倒。其实，古人留下来相当多的习惯都是好的，都值得我们保留。我在这里所谈的，最多是通过个人的体验，再加上对外围朋友的观察，最后，也只是证明古人许多宝藏是正确的。

▃▃ 有用的几个重点：

- 人会打瞌睡，科学家也观察到无论人还是动物，都有"微睡眠"的现象，也就是只睡很短的时间，或是只有脑部的某个区域在睡。

- 如果很容易打瞌睡，也就是身体在提醒我们——该休息，甚至该睡了。

- 一个人想睡或精神的起伏，也只是反映身心的运作。而这个运作，在生理的层面上，相当程度受到日周期的影响。

- 如果你有失眠，午睡或其他时间的小睡，可以为你充电。

好睡：新的睡眠科学与医学

练习 15　休息

这个练习相当简单，而且是你可能已经有的习惯——午饭后，小睡片刻。

假如已经有这个习惯，恭喜你，你其实已经在做这个练习，最多只要继续保持。这段难得的空当，就算没有睡着，但是打打瞌睡或休息，也值得恭喜。不要小看打瞌睡和单纯休息的重要性，对我们身心的整顿作用是相当明显的。这一点，不需要我再多说，相信你自己都知道。

我会建议还没有这个习惯的朋友，不妨试着中午休息一下。

什么叫休息？也就是不要拿这段时间继续闲聊或接收信息，而是找一个安静的地方，给自己一点时间，也许静坐，也许只是发呆、不讲话，让自己有一个机会充电。时间一长，不知不觉也许就开始打瞌睡。这时候，可以采用本书的各种练习，比如舌抵上颚、深呼吸、规律呼吸、净化呼吸、鼻孔交替呼吸、随息（也就是发呆）把自己的中心找回来。

只要养成这个真正休息的习惯，你会自然发现，我们一天随时都在动，而且不光是身体在动，思想也在动。再配合五官的刺激，各种"动"其实从来没有停过。我们一天要不断地要看，耳朵要听，身体要感受到一些刺激，让我们不会感觉无聊。这种信息的过度刺激，随时让交感神经系统过度活跃，接下来，要在很短的时间睡着，几乎是不太可能的。

我们只要白天给自己一点空当休息，自然也就发现晚上回到家不见得要匆忙地看新闻、追剧。其实，我们大可把眼前看到、耳朵听的都屏蔽掉。何况，新闻几乎都是负面的。不追这些信息，不光损失不了什么，反而还让我们体会到什么是宁静。

我以前也常建议朋友晚上不需要太亮的照明，不见得需要开灯，而可以点几根蜡烛。在美国的人，冬天可以用壁炉。火焰的光，带来一种安定的力量，是大多数人一生没有仔细体会过的，值得体验看看。夜间点蜡烛，或冬天坐在壁炉旁发呆休息，这样的安排不光可以很轻松地取代五官和信息的刺激，也带来一种宁静，自然符合接下来的睡眠。

不给自己这种休息的空当，反而让我们日夜步调的落差太大，而让身心转换不过来。仔细观察我们自己，夜里失眠，其实也反映了对刺激的期待。刺激的表达方式，最多的也是失眠。

我们继续深入下去，自然发现不光信息、五官的刺激，就连我们白天所累积的知识都不重要。各种知识，最多只是带来一层没有必要的负担，和我们的生活运作和生存其实一点关系都没有，只是我们多年来都没有发现。知识和信息本身也是一种瘾，而这种瘾不会比酒精、咖啡因、尼古丁更小。甚至它让人更上瘾，只是我们自己不知道。

不知不觉中，我们也发现自己一天下来都在不断讲废话。讲的话，不光跟正事不相关，还让身心的舒畅大打折扣。其实，只要白天少讲话，而且是有意识的少讲话，本身已经带来一个反复的力量。

讲话的习气太重，让我们嘴巴不停地动，不光刺激交感神经的作用，还将这个习气带入夜间的睡眠。让我们即使睡着了，还是用嘴巴呼吸。睡眠中张嘴呼吸，还会造成另一个层面的问题，我会在下一篇"好呼吸，好好睡"仔细谈，并且介绍一个妥当的解决方法。

我们懂了自己身心的失衡，最多也只需要下定决心，找回本来就有的中心。这样，任何方法都可以来帮助自己。

10

打哈欠，伸懒腰，
带动自主神经放松和气脉畅通

其实，理论再多，我们还是要很踏实地回到练习，才有直接的帮助。就像在这里谈到自主神经系统、生理时钟、日周期带来的疲倦和休息，主要是为了带出接下来的"打哈欠"的练习。

我过去在活动或演讲中，只要记得，都会和大家一起练习打哈欠。打哈欠，对我们的头脑，包括自主神经系统和内分泌，带来一个最好的重新设定的作用。这个练习就是这么重要，我才会用独立的一章来谈。

人疲倦的时候，自然会打哈欠。甚至，连动物都会这么做。我们不由自主地打哈欠，再加上伸懒腰，通过彻底的拉伸，反映身体各个部位的疲倦，而得到一个同步。这时候，打哈欠，就像是身体的语言，告诉我们，该睡了。

我们刚起床时也是一样，会眯起眼或闭着眼打哈欠、伸懒腰，反映身体本来的放松。通过这两个动作，再进一步彻底拉伸整个颈部和脸部的肌腱。不光可以放松脸孔和颈部的神经，还有伸展耳膜，打通耳内欧氏管的效果。也许我们都经历过，在飞机上或搭车经过隧道时，有时候会因为气压变化而觉得耳朵塞住。这时候，打个哈欠，也可以把耳朵"打通"。打哈欠，再加上伸懒腰时，头往后仰，伸展背部，连整个脊椎都跟着放松。

很少人知道，准妈妈肚子里的胎儿在 6 个月大之后，就会打哈欠。这个动作在人类发育的阶段很早就出现，而且爬虫类、鱼类、鸟类、哺乳类都有。从生物演化的角度来看，科学家会认为这是很基本的生存反应。通过简单的打哈欠，无论人还是动物，都可以将注意力集中，来面对睡眠或是醒来后的状态。

打哈欠，对体温还有一点调控的作用，有些科学家认为特别是为了让进入脑部的血液温度降下来[1]。脑部要在一定的温度范围里运作才会有效率，对过热是相当敏感的。我们也可能都观察过，在炎热的夏天，人更容易打哈欠。有意思的是，有时候人明明不累，却一直想打哈欠。举例来说，跳伞员准备从飞机往下跳，奥运选手上场前，可能都会忍不住想打哈欠。这种反应，从体温调控的角度可以这么解释：压力和焦虑让脑部温度升高，打哈欠可以把脑部温度降下来。此外，也有人认为打哈欠时进入脑部的血液，可以加快神经传递物质的作用，让我们反应变快，而可以保持清醒。

当然，打哈欠的全身同步作用是多个层面的。举例来说，打哈欠还会让心跳加快、肺活量变大、眼睛张力升高。这些作用，是一般的深呼吸所没有的，就好像是把我们的生理作用先提高起来。我们只要打哈欠，马上就可以体会到精神上的提升，接下来带来注意力的集中和身心的同步，这样才能帮助我们完全投入眼前的任务。

我们仔细观察，现代人过度依赖嘴巴讲话，随时用眼睛在看，用耳

---

[1] Gallup, Andrew C., and Gordon G. Gallup Jr. "Yawning and thermoregulation." *Physiology & Behavior* 95.1–2 (2008): 10–16; Gallup, Andrew C., and Omar Tonsi Eldakar. "The thermoregulatory theory of yawning: what we know from over 5 years of research." *Frontiers in Neuroscience* 6 (2013): 188.

朵在听。于是，前面所谈到的交感神经过度作用，本身就是从头、脸开始紧绷的。我们自己也会观察到，只要打哈欠，自然会流眼泪，而让耳朵和嘴巴开始放松。就这么简单的一个动作，不光可以集中精神，也让人觉得轻松。

打哈欠，不光是脸部，全身包括心血管都会跟着放松。从血压和脉搏的数字，就可以直接反映出它放松的效果。

一个人随时可以打哈欠。早上一起来，在任何休息时间、中午、晚上、甚至睡前，都主动打哈欠，也就自然发现这是最好的放松和拉伸的运动。

当然，前面是从西方的科学来谈打哈欠的作用。但是，我过去发现，它也带来另外一个层面的效果。一个人要睡着或好睡，其实是靠气脉打通。这里讲的气脉，不光包括身体主要的脉轮，更是身体的全部气脉。

如果我们要从科学的角度来解释气脉，它最多只是意识带来的一个比较高速的螺旋场。意识本身就是螺旋，但这个螺旋可能快，也可能慢。假如慢到某一个地步，意识就转成物质，包括肉体。假如速度快，自然代表我们意识更深的层面。这个层面，也就是我用无限、绝对、一体、心这些词所想要表达的。

气脉，其实倒不是在我们身体上一个具体的点或结构，但它也离不开我们身体的一些功能，包括情绪、思考、繁衍、创意。就好像螺旋场慢到一个地步，自然产生一些身体的功能，而身体可以分出第一到第七脉轮，甚至还有更细的分类。这一点，我在《静坐》和《短路》中都谈过。

中医的经络则是更慢的意识场，已经落在身体的层面。我才会在《结构调整》中说，筋膜的分布和作用，就可以解释身体的经络。也只有这样，在具体的穴位下针才有效果。

这种解释，可能跟我们一般听到的都不一样。过去几十年来，我没有听过别人这么解释，自己也没有这么跟任何人分享。

全身每个细胞同步的运作

我认为这种结合了意识场或高速螺旋场的解释，是完全科学的，而早晚会被验证出来。

回到打哈欠，我们一再重复练习，自然会发现它对头脑气脉的畅通有很大的效果，也才会让我们感觉突然放松了。打哈欠，对睡眠的帮助，不是光通过单纯的肌肉和神经放松，而更是让我们从一个很窄的相对范围，慢慢退到一个更广更大的层面。我认为，在这个层面上作用，才会有那么好的效果。

━━ 有用的几个重点：

- 打哈欠，是人体疲劳时的自然反应。6个月大的胎儿，就已经有打哈欠的动作了。

- 有意识地练习打哈欠，也就自然带动身体放松，甚至带动脸部、肩颈做一个彻底的拉伸，消解疲劳。

- 意识的螺旋场，或说生命场，落在身体的不同层面，也就是古人早就指出来的气脉、脉轮和穴道。睡眠，从能量的角度，也可以说是全身气脉的放松。

- 打哈欠，让我们从眼前的世界暂时退出来，落到一个更深的范围，自然带来很大的恢复效果。

练习 16　打哈欠

打哈欠的运动很简单，最多只是把嘴巴张开，模拟我们每一个人都知道的哈欠的动作。

我通常会请大家用手一起配合，尤其在公开场合打哈欠时，我们自然会想捂住嘴巴，不让人看见，而可以让嘴巴张得更开。这其实已经是一个本能反应。对很多人，尤其女士，这个动作几乎就等同于打哈欠的一部分。此外，我还会提醒大家，打哈欠要发出很满足的"啊"的声音，要很认真地投入。

把打哈欠当作一个运动或练习，至少要重复十次。当然，次数愈多愈好。我过去建议大家可以做到五十次。一次做不了那么多也没关系，可以分段完成，作用一样会累积。我常常跟朋友开玩笑，试试看，能不能一天做到一百次。

重点是，任何时间都可以拿来练习。也许是休息的空当，刚忙完手上的一件事，准备上班、下班，离开办公室，更不用讲晚上睡前、早上起床都要打哈欠。一直做，直到它变成你一天固定的习惯。你不知不觉会"上瘾"，自然发现只要打哈欠，也就为我们集中注意力，让脸部的肌肉重新同步而放松。

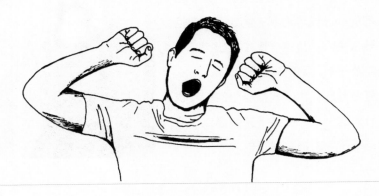

全身每个细胞同步的运作

练习 17　伸懒腰

你可能也发现了，多打几次哈欠，就好像这种脸部的大放松，自然带动另一个更大的反射动作，也就是伸懒腰。

我过去在各式各样的活动中，也请吴长泰老师示范，两只手往上举，手掌交叉在头顶上勾起来。这个反转拉伸的动作，我也称为"反复"，其实和伸懒腰是一样的，自然展开我们腋下和肩背的肌肉。

当然，这种伸懒腰的伸展动作可以有很多变化。我在《运动新观念》带出来"还原六法"，就是最好的拉伸动作。后来，我在《真原医》中也带出螺旋拉伸，在《结构调整》带出更多反转拉伸的动作。

这一个伸懒腰的练习，最多是配合打哈欠的动作一起进行，也就够了。一样地，至少要做十次，甚至更多，才可以达到彻底放松的效果。

值得提醒的是，"反复"这两个字，无论运动还是面对睡眠，其实总结了"全部生命系列"的观念。这两个字是在表达，过去我们通过生活习惯带给自己许多制约（我过去也称为"洗脑"），自然把我们的心态或意识状态固定了，包括失眠。要从失眠、从这个固态走出来，我们必须要做一个"反复的工程"。

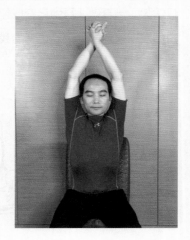

反复愈彻底，我们调整身心的程度也愈大。针对这一点，我接下来会通过一个个练习，充分将这个观念打开。

肆

好呼吸，好好睡

要改变睡眠的质量或解决失眠，前提是生命全面的转变——彻底改变你我的生活习惯。这一点，不只帮助我们走出失眠的困扰，更可贵的是，还能让生命的架构焕然一新。

全面改变生活习惯，并不像我们想象的那么难，最多只是心态和思考方式的转变。

首先，我们要下一个决心——在这一生要告一个段落。告一个段落的，不只是睡眠好转或不好转。毕竟，从我的角度来看，睡眠是身心失衡的果，倒不是各种身心问题的因。

要告一个段落，指的是心态和思考方式彻底的转变。我通过"全部生命系列"想带出来的主要观念，就是这一点。我们明白自己这一生来，其实是为了找回真正的自己。这个自己，并不是我们从出生到现在自以为的身份或角色。

心转，一切自然会跟着转，包括我们生活的习惯，更不用讲睡眠的质量。对我，睡眠，最多只是我们下定这个决心附带的后果。

接下来，我会通过"好呼吸，好好睡"这一篇，将我认为最重要的观念带出来。例如，睡眠离不开自主神经系统的运作，离不开交感和副交感神经系统的平衡，更离不开呼吸。交感和副交感神经作用的均衡，倒不是只靠睡眠而来。刚好相反，是通过我们一整天运作的均衡，才能达到好睡。

　　呼吸，其实是影响自主神经系统最直接的方法。我在许多场合带出来各种呼吸的练习，相信你也可能接触过。可惜的是，我们一般人身心过度紧绷，很少用正确的方法来呼吸。我在这一篇，会带出我认为重要的一些修正方法。

　　这里的练习，只是反映我多年来一再见证到的——光是这么简单的呼吸方法，就可以帮助许多人。就我多年来的观察，只要认真进行本书的练习，失眠的问题、睡眠的质量都可以大幅度改善。正是因为呼吸这个题目，重要到一个地步，我才将它独立安排成一篇，希望为你带来对睡眠、对生命整体的帮助。

01
养成用鼻子呼吸的习惯

我们面对白天和晚上心态的落差减少，自然就不会只依赖晚上来得到彻底的休息，而是随时都可以休息。这一点，我认为最关键。白天的运作彻底影响我们的均衡，我们才要吃好，好好运动，享受完整的好光线，好的心理管理。同时，一整天的均衡更是离不开好的呼吸。

站在《好睡》这本书第一篇呼吸练习的基础上，我在这里会更深入，让我们能好好从呼吸着手。

我们即使不吃不喝，也可以活上好几天，但是，只要几分钟不呼吸，就会失去肉体的生命。一般人，平均每天要进行 26 000—28 000 次呼吸。在夜里，呼吸速度会慢下来，平均 8 000—9 000 次。

我们都能体会到营养、睡眠和运动对健康的重要性，也可以体会呼吸和自己状态的关联。举例来说，心情放松，呼吸自然比较深长。紧张、焦虑或忙碌，呼吸也就比较短浅。但是，很少有人会留意到呼吸与睡眠的关系。

呼吸是一个自主的、可以受我们意志驱动的生理功能，同时又是一个不需要刻意去动、自然会运作的功能。既是意识的作用，也是无意识

　　　　　　　　　　　　好睡：新的睡眠科学与医学

的运作。我们可以刻意去改变呼吸的步调，在一定的范围内，想快就快，想慢就慢。然而，就算我们在走路、在聊天、在工作、在用餐，甚至睡着了，没有想到呼吸，它还是会自动进行。

呼吸在神经系统上的控制，同时属于随意和不随意的范围。这种特色是呼吸才有的。我们无法对心跳和消化系统做同样的要求，并不是我们想心跳快，就可以让心跳变快，也不是想要消化变慢，就能让它变慢。当然，只要练习，或许还是可以办得到。只是，这并不是一般人可以通过意志力随心所欲调整的领域。我们很难通过刻意地去"开"或"关"身体某个部位，就影响到那一个部位的功能。

然而，呼吸让我们有这种选择。我们只要观察，就会发现几乎每一种调整身心的法门，尤其瑜伽，都相当强调呼吸的重要性。而且，各种法门都会让呼吸成为一个可以自我锻炼而整顿身心的方法。

我们只要有意识地把注意力落在呼吸上，让全身的步调慢下来，自然放松，长期下来，新的步调自然也会扩散到生活的各个角落。甚至，就连睡觉时的非自主呼吸的频率都会受到影响。就是我们睡着了，没有办法刻意地用意识调整，呼吸也会跟着慢下来。

其他生理功能都达不到这个效果。毕竟，其他由自主神经管制的心跳、消化、血液、排泄、流汗、体温……都不是我们能随时控制的。只有呼吸，我们可以用意识去调整。因此我才会再三强调，通过呼吸是可以转变生命的，也同时带动睡眠的转变。

我们将注意力集中在呼吸，这样的练习不光可以让呼吸放慢到一个地步，甚至可以将这种慢的步调共振到身体每一个部位，让身心整体的反应包括代谢都缓下来。这个观念，也就是我过去所讲的谐振（coherence）。就好像通过呼吸的步调，我们身体的每个角落突然跟着一致地运作，轻松不费力地让呼吸进入每一个细胞、每一个器官。

好呼吸，好好睡

我们不用担心这种慢速度的呼吸是不是有负面的影响，例如氧气不足。事实刚好相反。

我们一般在呼吸时，只会打开一小部分的肺泡（alveoli）。肺泡，就像一个个小泡泡，负责在肺部内空间和微血管间交换气体。慢慢地深呼吸，通过横膈膜肌肉的牵动，让肺部在吸气时可以完全扩张，打开更多肺泡，帮助氧气进入血液。慢慢地深呼吸，让人放松，再加上提升血氧浓度，可以说是完全恢复健康最关键、最重要的第一步。

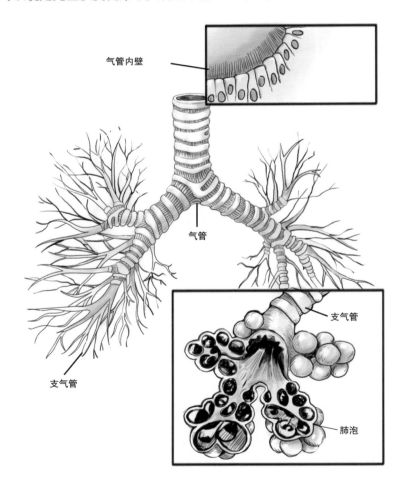

气管内壁

气管

支气管

支气管

肺泡

呼吸最主要的功能，是为体内的组织提供氧气，同时让代谢所产生的二氧化碳排出。如果没有鼻塞，也不是在逃命狂奔，我们本来都可以顺利地使用鼻子来呼吸。有些人会误以为通过嘴巴呼吸，可以得到更多的新鲜空气，进而提高血液的含氧量。然而，一般人的血液含氧量本来就已经接近饱和（差不多是饱和浓度的95%），即使再用力呼吸，也不会增加多少，反而还会影响二氧化碳的平衡。

各种呼吸的方法，也可说是古人的"气"的科学。对古人而言，气是整合身心一切作用的元素。我们把注意力轻松地落在呼吸上，也只是运用了古人"意到气到"的原理（attention begets energy），让气血在体内自然循环，而补充身体各部位的能量。

前面提过，现代人太过依赖嘴巴讲话。此外，再加上日渐普遍的过敏、鼻窦炎、鼻塞等问题，更是容易不自觉地张开嘴巴呼吸。我们很少想到，这种呼吸方式非但没有效益，还会让人昏昏沉沉，白天打不起精神。

这个现象不是现在才观察到的。1581年，荷兰医师勒维努（Lemnius Levinus）就已经发现，仰睡时张开嘴巴，会让人睡不饱而容易累。近300年后，1861年，深入当时荒凉的美国西部为印第安原住民画像的凯特林（George Catlin）也在作品中提到，用嘴巴呼吸和打呼、白天打不起精神、身体不健康是有关的。到了20世纪60和70年代，美国鼻科学会创始人、开创了许多鼻腔手术方法的柯特尔医师（Maurice Cottle），也提倡用鼻子呼吸对睡眠质量、白天活力和健康的重要性。

用鼻子或是嘴巴呼吸，其实还跟我们的神经系统与压力反应有关。我们可以想想看，什么时候会用嘴巴快速地呼吸？

只要你用嘴巴大口呼吸几次，大概马上就会联想到跑得上气不接下气的画面。是的，用嘴巴呼吸，我们的身体会当作是要应付大事情了。也许是要逃离捕食者，或者要追赶公交车。科学家让刚生出来的小动物通过嘴巴呼吸，没几天，就会发现小动物的肾上腺开始膨大，比起用鼻子呼吸的对照组，它们体内的压力荷尔蒙皮质酮的浓度是 1000 倍。[1]你也许还记得，肾上腺和皮质醇都和压力有关，会有这些现象，也就是交感神经受到过度的刺激。也就是说，即使什么事都没有发生，光是通过嘴巴呼吸，对身体而言，就是足以引发压力反应的信号。

无论人还是动物，在这种压力反应下，心脏会比平常跳得更快，血管会缩紧，想输送更多血液到肌肉去，流到消化道和其他器官的血流量就减少了。我们可以想象，用嘴呼吸，除了诱发人体的压力反应，导致高血压，长期下来，也会让人没有精神，对心血管系统的耗损也相当大。

鼻子呼吸还有各种各样的好处，包括活化迷走神经和副交感神经系统。后者也就是我们放松的系统，帮助身体修复。就像这张图所画的，鼻子呼吸也会过滤空气里的灰尘、霉菌和细菌，还让吸进来的空气可以慢慢变湿、调整温度，达到更适合进入肺部的温湿度。这是通过嘴巴大口呼吸所没有的效果。

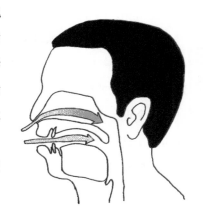

你可能也听过有些人用盐水洗鼻子，希望做体内的清洁和净化。但是，在我个人看来，倒是不需要这么做。鼻子呼吸，本身就会促进呼吸道产生一氧化氮。一氧化氮是一种小小的分子，对细菌、病毒、真菌有杀灭的作用，而降低感冒或肺炎等肺部感染的概率。

---

[1]　Padzys, Guy Stéphane, and Linda Priscillia Omouendze. "Temporary forced oral breathing affects neonates oxygen consumption, carbon dioxide elimination, diaphragm muscles structure and physiological parameters." *International Journal of Pediatric Otorhinolaryngology* 78.11 (2014): 1807–1812.

更重要的是，一氧化氮也会使血管和支气管放松扩张，降低血压，并且促进呼吸的效率。最不可思议的是，只要开始用鼻子呼吸，建立气管放松扩张的良性循环，会让整个系统不断继续放松。这么做，非但让呼吸慢下来，自然变得深长，还能带来身心安定的作用。

总而言之，鼻子呼吸可以帮助我们降低压力、焦虑、气喘、头痛、疲劳和呼吸感染的概率。长远下来，还可能给身体带来更好的影响。

针对睡眠，我通过这本书的练习，其实一直在强调一个观念，希望我们能好好正视。

人，只有人，会不断地用嘴巴在讲话，在做沟通。没有另外一种众生或动物，像人一样有本事，可以从早到晚都在讲话。甚至连睡眠中，有时候做梦，都还会讲话。即使没有讲话，脑也在不断地想。其实，念头本身就是话的延伸，或者说，话，是发出了声音的念头。最少，它们也只是两面一体。

其他的动物发出声音，最多只是因为面对危险，或是偶尔和其他同类做一个互动。但是，只要我们观察，动物大多数时间都是没有声音的，包括灵长类也是如此。当然，沟通能力可以说是人类这么发达而可以和其他动物区隔的主要原因之一。我们不光可以在口头上沟通，接下来还进一步发展出文字，通过文字又可以得到记录，人类的历史和文明也就是这样来的。

虽然沟通是人类最宝贵的工具，但是，我们要讲话，是气流通过声带才有声音。可以说，只要开始说话，也就是通过嘴巴在呼吸。于是，呼吸的优先顺序颠倒了，反倒成了嘴巴呼吸为主，鼻子变成配角。一天下来，几乎没有哪一刻，我们是不用嘴巴呼吸的。我才会在前面提到，过敏、鼻塞等原因，只是让用嘴巴呼吸变得更严重，倒不是导致嘴巴呼吸的主因。

我们一整天都这么用嘴巴呼吸，而要突然转到全面的鼻子呼吸，是不可能的。我们的嘴巴随时都张开，就连睡觉时也一样。如果口腔后方的软腭（soft palate）和保护气管的小舌（uvula）再

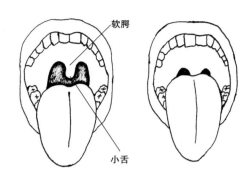

软腭

小舌

稍微下垂，在睡眠时堵住了一部分的呼吸道，呼吸时气流的阻力，造成软组织的共振，也就发出了打呼的声音。不少人在三十几岁以后，自然开始打呼。打呼的情况如果严重，还会使睡眠中断。这一点，我在后面会解释。

讲到这里，只要睡觉时身边有人，每个人都应该体会得到，打呼是一个可能影响伴侣关系的重大问题。一般通常是男性容易打呼，而好像是女性在忍受。然而，到了一定的年龄后，几乎每个人都会打呼。在我看来，打呼最多只是反映了我们平时不断用嘴巴呼吸、讲话太多的习惯。这一点，可能和一般人的想法又大不相同。

你现在回头看，就会发现我已经通过前几个练习，开始修正嘴巴呼吸的问题，而让我们自然改用鼻子来呼吸。举例来说，只要你做舌抵上颚的动作，呼吸自然转成由鼻子来进行。

这是古人留下的一个大秘密，我过去没有机会把这个理论做个彻底的分享，也没有这么解释过。未来，如果有可能，或许可以再写一本《呼吸的科学》，将呼吸这个主题完全打开。在这里，我最多针对和睡眠有关的来谈。

前面讲的深呼吸的练习，一样地，最多也只在强化用鼻子呼吸。这是清醒时候的练习，那么，怎么保证我们睡着了也用鼻子呼吸呢？首先，

在晚上睡觉前，我们在白天就要先懂得怎么用鼻子呼吸，这也是接下来这几章的重点。

▅▅▅ 有用的几个重点：

- 呼吸，是少数同时兼具随意和不随意反应的功能。我们可以在清醒时用意志去调整呼吸，即使我们睡着了，呼吸还是会自己进行。

- 呼吸，是可以通过有意识的锻炼而调整步调的。通过清醒时的练习，我们甚至可以影响入睡后的步调和状态。

- 用鼻子或是嘴巴呼吸，跟我们的神经系统与压力反应有关。光是用嘴巴呼吸，对身体就足以引发压力的反应，而不利于睡眠。

- 通过鼻子呼吸，我们自然体会到呼吸拉长，也会放松而感到稳重。

- 睡觉时张嘴呼吸，其实反映了我们平时过度依赖嘴巴、讲话太多的习惯。再进一步则演变成打呼，影响亲密关系与健康。

- 白天随时舌抵上颚，我们自然养成用鼻子呼吸的习惯。

练习 18　Shut up. 不讲话

　　用鼻子呼吸的习惯，对睡眠和体质转变是一个主要的关键。

　　要培养用鼻子呼吸的习惯，最简单的方法就是闭起嘴巴不讲话。我才会用"Shut up. 不讲话"这个标题来提醒。

　　这个练习可搭配前面提过的舌抵上颚一起做。嘴巴不讲话，再加上舌头顶在上颚，我们自然会用鼻子呼吸。用鼻子呼吸，不光能改善睡眠，本身还是健康最重要的门户之一。

　　一整天中，我们可以试着分段练习。而这个练习相当简单，最多只是不讲话。最好能写一张小纸条，记下设定的练习长度。将小纸条放在眼前，随时提醒自己。

　　当然，你也知道，其实只要认真做舌抵上颚，也自然不会再用嘴巴呼吸。但是，我过去发现，对一般人而言，光是舌抵上颚还不够。没有守住不讲话的原则，一遇到事或有人打扰也就开口说话了。一开口，不知不觉可能都在讲不重要的话。心散乱了，舌抵上颚和用鼻子呼吸的时间也跟着减少了。

　　反过来，如果能守住这一段时间，知道自己要做"不讲话"的练习，也就比较容易记得。

　　一开始，我们先设定至少半小时完全不讲话。接下来，再增加到一小时或更长的时间。设定一个整数作为目标，会让我们比较容易记得。尤其周末是难得的练习机会，最好把不讲话的练习时间加长，加到平日的 3 到 4 倍。

　　我们只要认真做，自然会发现，一天需要讲话的机会，并没有自己原先以为的那么多。进一步，我们还可能体会到，自己平常讲的话，并不像过去想象的那么重要。有些朋友会跟我坦白，这么练习下来，才发现原来一整天都在说废话。要不发泄情绪，要不就是在谈别人的是非。说再多，一点重要性都没有。相较之下，通过不讲话的练习，我们反而可以守住中心，稳重地面对别人，面对自己。

通过这么简单的练习，我们也就体会到舌抵上颚和用鼻子呼吸的重要性。

这种练习让我们一定只用鼻子呼吸。通过鼻子呼吸，我们自然就把血液氧气浓度提高，达到饱和。许多朋友都想知道——就这么简单的练习，真的会带来那么大的影响吗？然而，只要练习几，人们自然会感到，白天疲劳、随时想打瞌睡的情况减少了。甚至，减轻的程度超乎想象，让练习者感觉不可思议。

现在，回顾这本书的练习，你自然会发现，各式各样的方法，和保持用鼻子呼吸都是一致的。举例来说，第一篇有一个练习"不再跟别人分享自己的睡眠问题"。这不光是从心态上着手，不再强化自己的睡眠问题，同时也让我们省去为了说话分享而附带产生的用嘴巴呼吸的负担。

这类练习，只要做，自然会让我们体会到，平时通过五官刺激而得到的信息带给自己多大的干扰。举例来说，很多人认为一定要看新闻。这一点，其实也可以作为一个练习——试试看，可不可以一整天避开新闻，或至少避开负面的新闻。只要做，你自然会发现，绝大多数的新闻是负面的。此外，你也可以体会到，这些信息并没有绝对的重要性。少了它们，生活也不会多出什么问题。

不妨就这么试试：晚上，空出半小时或一小时，特别将网络、电视、手机全部都关掉，甚至整个晚上或整个周末都这么做。白天，可以通过运动、静坐和练习，取代平日追逐信息的习气。到了晚上，将灯光调暗或点蜡烛。这些练习，在第三篇都提到过。现在你知道了，除了让自己享受宁静，同时也让嘴巴休息，让呼吸转到鼻子。

只要做，你自然能体会到，用鼻子呼吸对睡眠有一个核心的重要性。我们白天不断试着用鼻子呼吸，也就自然将白天清醒和夜间睡眠的差异一点一点消除（包括意识状态、自主神经系统的均衡、血氧浓度、休息程度）。

这样，我们也不费力地消除了对睡眠过度的期待。

我们过去可能还认为夜里非睡几小时不可，或认为只有晚上才应该彻底休息。到这里，我们会发现并非如此。既然白天已经随时把身心的均衡找回来，倒不需要只靠晚上几小时的睡眠来补救。

一个人没有这方面的压力，也就像度假一样，自然没有睡眠的压力。没有压力，也没有失眠之说了。

02

呼吸，意识转变的十字路口

你可能还记得，我在《真原医》提过一位乌克兰的医师布泰科（Konstantin Pavlovich Buteyko，1923—2003）。布泰科在20世纪50年代提出以下的理论：如果我们用嘴巴呼吸，所带入的气体量，会远远超过身体的需要。这时，身体反而会通过吐气放出更多的二氧化碳，让血液里原本处于平衡的二氧化碳减少

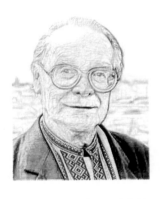

（hypocapnia）。血中二氧化碳降低，会使血管紧缩，血压升高，而让脑部血液流量也跟着降下来。

此外，氧气在血液里的运送，是通过红细胞的血色素来携带。血色素的分子要能抓住氧，也要能放出氧，才能够把氧气带到体内需要的地方。然而，血液里的二氧化碳必须维持一定的浓度，才能够让血色素放掉氧。用嘴巴呼吸，血中二氧化碳降低太快。身体内造不出足够的二氧化碳浓度落差，反而让远程的组织，例如脑，更得不到氧气。

无论白天还是晚上，用嘴巴呼吸会使身体轻微缺氧，让人容易头痛，

总觉得脑袋不清楚，浑浑噩噩，感觉疲劳。长期缺氧，还可能进一步导致器官功能异常，提早老化，而容易有心血管的毛病。

我之前在教书时会强调，身体有各式各样的替代性调整机制，也就是一般所称的"代偿"。血液的各种生理参数，包括酸碱值、氧气浓度、二氧化碳含量，对生存都是关键。既然是关键，身体也自然有各式各样的方法来代偿。

其中，呼吸的作用是最快，而且是可以让我们用意志控制的，想快就快，想慢就可以慢。光是调整呼吸，就能带来强大的整顿。举例来说，快速呼吸（尤其嘴巴张开）就是降低血液酸度的有效方法。

身体出现代谢性酸化（metabolic acidosis，血液和体液过酸）时，也会通过嘴巴呼吸来调整血液的酸碱值。我们从事激烈运动、吃太多产酸的食物或肾脏无法生成碳酸氢根离子（HCO_3^-），都可能使体液的酸度增加。在这种情况下，身体自然会想用嘴巴呼吸，就好像通过过度换气，来降低血液里的二氧化碳，让血液酸度降低。

但是，在身体上，任何事都有后果。没有一个机制可以单独成立，而不会牵连到其他环节。任何过度的代偿，本身又带来另一层不均衡。最多只能短期使用，倒不能长期依赖。

或许，你读到这里，并不明白为什么要深入这些细节。其实，不用担心，我们不会考试，只是希望为你整理一个完整的呼吸生理机制。你最多只要记得，如果我们随时张嘴讲话和呼吸，身体细胞得不到足够的氧气，血液也会碱化（呼吸性碱化，respiratory alkalosis）。接下来，身体为了把血液碱化的情况平衡回来，也就偏向不健康的代谢性酸化（metabolic acidosis）。不只如此，用嘴巴呼吸还会影响睡眠。

前面谈到的这些生理机制，其实是几十年前就有的知识，倒不是布泰科个人的发现。我认为最不可思议的是，当时布泰科处在苏联封闭的政治环境下，和全世界都是隔离的。他竟然将这些基础的生理学，落实成一个直接调整体质的工具。这一点，我认为是他个人为医学带来最大的贡献。

我自己通过呼吸的练习，可以体会到的也只是如此。正因为体认到呼吸对健康的重要性，才会特别在这方面推广。强调用嘴巴呼吸与鼻子呼吸的差异，这一点，和当时正统医学的认知完全颠倒。布泰科的成果，让我得到一个验证，是过去从欧美主流的西医所得不到的。

我个人通过成千上万的实例，也只能肯定他的结论大致上是正确的。当然，从现在科学的发展来谈，用鼻子呼吸还有许多其他的效应，是当时布泰科不可能知道的。比如一氧化氮的消毒和放松的作用，是通过鼻子呼吸才引起的。但是，这些后来的发现，倒不会影响到他老早得到的结论，反而是更进一步支持鼻子呼吸对我们体质和健康转变的重要性。

让我更觉得不可思议的是，古人也老早知道这些观念，只是当时没有用科学的语言来表达。

举例来说，舌抵上颚，是一个人在静坐很深的状态下，自然产生的反应。古人早就发现，人在不同的意识状态下，不光舌头会自然往上卷起，口腔上方还会滴下甘露。这时候，就好像全身都是相通的，自然打通身体本来的气脉循环。就连身体的呼吸，也是这个循环的一部分。道家讲丹田小周天的呼吸，也只是在反映气或生命能量的运转。

再举一个例子，就像我们的习气是通过头脑的运作，而不断强化同一些神经回路所产生的。身体的气也是一样，在一些主要的路径上回转。但是，我们一般不断地在想，几乎所有的注意力都被念头占领，而注意不到气的运行，是通过练习和放松，小周天等回路，才突然浮了出来，而好像本身有一个独立的生命。

其实这些"特殊"的现象，是我们本来就有的，只是过去不去注意。

这些回路或周转会自然浮出来，也只是因为我们把念头建立的小我挪开，也就好像我们已经打破主体和客体的区别，进入合一。只有这样，身体各式各样最根本（ground-state）、最原始（primordial）的机制，包括这里希望进入的呼吸和气的机制，才会自然浮出来。

在这种状态，我们自然进入臣服，把小我的观念打破，"我"和样样都合一，我们才体会到"没有人"在呼吸。就像呼吸在呼吸自己，而生出丹田呼吸的印象。在这些经过，倒没有一个主体"我"在体会这些机制。古人过去才会用各种玄奥的语言来表达，而让现代人认为不科学。

我为什么教大家舌抵上颚，背后的原因可能和一般的理由又是颠倒的。我的理由很简单，光是舌抵上颚这个动作，就已经切断用嘴巴呼吸的可能。只要把舌头顶在口腔上方，我们自然会改用鼻子呼吸。熟练了，呼吸会变得又稳重又慢，自然带动我过去称为"横膈膜的呼吸"——用肚子来深深地吸气，长长地吐气。

过去，我也通过《重生》带出来许多呼吸的练习，尤其 kryia yoga 的净化呼吸法。这种呼吸法，不光是通过鼻子呼吸，还是或短或长的呼吸。通过短长交错的节奏，让我们造出一个呼吸的循环。这个做起来非常简单，也自然让我们可以体会到道家所讲的小周天。

通过这种练习，我们会发现，只要把嘴巴闭起来，用不同的呼吸速度，自然会产生一个回压。这个回压是对着山根部位的鼻腔所产生的，会让我们把注意力带回到身体的内部。也就好像身体发动了一个马达，而这个马达会把气带到身体每一个角落。不只小周天，我们也能突然体会到大周天的循环。

我年轻时认为最不可思议的是，这些道理，古人老早都懂。不光懂，也早就归纳出身体气流通的脉轮、气脉和穴道。

　　　　　　　　好睡：新的睡眠科学与医学

举例来说，右方这张图的清晰程度，更是让人惊讶不已。鼻腔后方是中脉、左脉、右脉和种种脉轮交会的位置。这样，我们通过这么简单的呼吸练习，才可能打通身体每一个气脉的结。

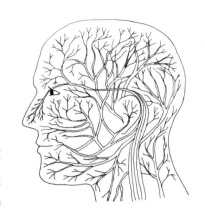

正因如此，瑜伽的系统会讲究各式各样的练习，包括用水去冲洗鼻子，在冲洗的水里加盐，来减轻鼻子发炎的情况，甚至用纱布去清洁鼻腔内部……这些辅助的方法，也就反映了用鼻子呼吸在古人心目中有多么重要。

讲到辅助的方法，我在《真原医》中也介绍过"内呼吸练习器"，就是由布泰科的观念衍生出来的一种设备。"内呼吸练习器"操作很简单，最多只是在容器里加水，让嘴巴吐气时通过一根管子推动容器里的水，增加吐气的阻力。吸气时，则是用鼻子来自然吸气。

这个设备，不光是会达到用鼻子吸气的作用，而在嘴巴吐气时增加阻力，自然在练习中，让呼吸道和肺部的二氧化碳浓度不会下降太快，甚至还能提高。也就那么简单，运用布泰科所推广的生理机制，很轻松地让血色素在外围放出更多氧，提高肺部交换气体的效率。

我过去用这个设备以及各种练习，包括舌抵上颚和《重生》与《呼吸瑜伽》所提到的呼吸法，来帮助有气喘、慢性堵塞型肺病、过敏和慢性气管炎的朋友，他们失眠的问题也一并改善了。

通过用鼻子呼吸，搭配各种呼吸的练习，一个人自然可以恢复正常的呼吸功能。我觉得最奇妙的是，年轻的孩子，尤其如果有气喘或恐慌发作的问题，这些练习不光可以改善他们的症状，甚至可以彻底改变个性——从没有安全感，转为快乐而有自信。不只如此，有些朋友还能体会到小周天和大周天的呼吸。这是很多人一生从来没有经历过的。

多年来，我也把呼吸当作一个意识转变的工具。通过这些和呼吸相关的作品，不光带出来古人的一些宝藏，并且借由我个人的体验做一个现代化的解释。

在这里，我想再分享一个小故事。你可能从我过去的作品，包括这本《好睡》中体会到我对呼吸的重视。但是，你可能很难想象，就在我还很年轻的时候，已经本能地感受到呼吸的重要性。当时，在我看来，它就像内分泌或免疫一样重要。我心里明白，呼吸甚至可能占有更主要的地位。

在三四十年前，我们要读生理学，只有两大选择，不是读《甘龙医学生理学》（*Ganong's Review of Medical Physiology*），就是盖统的《医用生理学》（*Textbook of Medical Physiology*）。盖统的书比较完整，有上千页厚。两本书的不同风格，各自反映了作者个人的兴趣所在。当然，学生都会偷懒读甘龙的教科书。但是，我反而特别重视盖统的作品。我当时印象很深刻，通过生理学的原理，原来每一个身体的功能都可以延伸到身体其他的部位。读到这两本书，让当时还很年轻的我相当兴奋。

过去，还有一位加州大学旧金山分校的生理学家康罗（Julius Comroe）写了一本《呼吸生理学》（*Physiology of Respiration*）。他所成立的"心血管研究中心"（Cardiovascular Research Institute），在我看来，是加州大学旧金山分校当时最出名的研究机构。我年轻时，读到他的《呼吸生理学》也是如获至宝。在 20 世纪 80 年代，还曾经考虑过加入这个研究中心。只是后来康罗过世了，我也就打消了念头。

这些生理学大师的著作，让我多年来更有把握，知道从呼吸着手，确实可以调整我们的体质。包括睡眠的各种生理状况，也都可以彻底改变。呼吸本身，可说是影响身体最直接的切入点。后来我才发现，其实古人各式各样修行的领域，尤其是佛教和瑜伽，一样特别重视呼吸，把它当作静坐、*sādhana* 练习的工具。

这些现代科学的发现和古人留下来的记录，让我有数据可以验证自己的体验。基于这样的经过，我才会借用各式各样的切入点，通过"全部生命系列"，将我个人的经验和古人的智能做个整合，而用现代语言做一个桥梁，将它表达出来。

═══ 有用的几个重点：

- 呼吸，是调整体质最快的方法。

- 生理的运作，一个环节的失衡，会通过各种代偿的机制扩大开来。习惯用嘴巴呼吸，除了造成过度换气，降低身体里的氧气，还会让身体为了平衡血液碱化的作用，而偏向代谢性酸化。

- 用鼻子呼吸，会对气脉造出一个回压，汇集在鼻腔后方气脉交会的地方，更有效打通气脉的结。

- 各式各样的呼吸法，不只符合现代生理学的发现，更反映了古人的智慧。通过呼吸，我们从生活的每一个角落安定下来，将这种转化落入睡眠。

练习 19　规律的呼吸

　　我过去观察，有规律的呼吸，不光是养成用鼻子呼吸习惯的一个最好的起步，也会带来身心的安定，是扎实而又能很快生效的方法。

　　我在《重生》中也介绍过，身体有一个步调叫梅尔频率。梅尔频率的步调，其实就是一种共振。通过这个共振，我们的肌肉、血管、神经传导……每个部位的作用都和它达到谐振。梅尔频率，一般是一分钟 6 次左右。然而，随着每个人体质不同，这个数值也可能略微不同。

　　如果我们采用规律的呼吸，守住一分钟 6 次、5 次甚至 4 次的频率，花多少时间吸气，也就让吐气的时间一样久，熟练了，自然可以体会到身体最根本、最原始的波动。配合它，重叠到它，我们也就轻轻松松地活在谐振的状态。

　　我在《重生》中用磬声和鼓声来引导，让你我轻松守住这种根本的频率。假如你接触过这些练习，想要落实在生活中，我建议一天用半个小时或一个小时来进行。

　　倘若你身边没有《重生》的专辑，也可以参考哈佛的布朗博士与葛巴博士夫妻的作品《呼吸的自愈力》，这是我几年前推荐给大家的很实用的呼吸工具书。在里头，他们也介绍了各种呼吸法，尤其着重谐振式呼吸。谐振式呼吸计时的方法很简单，守住 1 分钟的时间，在 1 分钟内数 6 次呼吸（一呼一吸共 10 秒）。习惯了，再降到 5 次（一呼一吸共 12 秒）。进一步有基础了，可以再尝试 4 次（一呼一吸共 15 秒）。

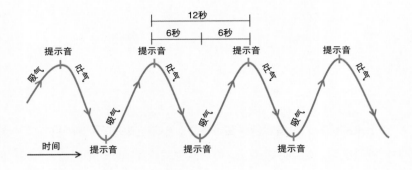

盯着钟表看，或许不容易把心静下来。你也可以找一个重复的海浪声或其他声音，来辅助这里讲的练习。最重要的是，采用固定的频率（无论 1 分钟 6 次、5 次还是 4 次都可以），会让我们比较容易进入同步或谐振。

要记得，呼吸时，闭起嘴巴。即使因为感冒或其他情况而鼻塞，吐气时，也不要直接张开嘴吐气，而是轻轻咬住上下牙齿，通过齿缝让气流出来。这样吐气会带点阻力，才不会造成过度换气。吸气时，还是通过鼻子慢慢吸气，不要急。只要多练习几次，不知不觉，鼻子也就畅通了。

一早就练习这种规律的呼吸，能安顿我们一整天的情绪和步调。晚上的练习，也就好像自然在安抚我们进入睡眠。无论早晚，只要有空当，这都是值得去做的练习。

另外，值得注意的是，吸气可以尽量拉长。即使一次到不了底，也就像爬坡一样，一路慢慢往上爬，直到吐气的提示音为止。吐气，倒不需要刻意拉长，不需要等到下一个铃声才停止。毕竟，每个人吐气的需要和习惯不同，可以配合自己的步调，吐完气，可以安安静静停下来，等下一次吸气的提示。

这样，我们都可以轻松地做，而不会有来不及的感觉。没有压力，也自然不会头晕。

练习 20　四短一长，净化呼吸法

接下来的练习，也是我曾经在《重生》中带出来的净化呼吸法，是长短交替的呼吸练习。这类呼吸练习，你可能也跟着我在活动中做过，例如"四短一长"的呼吸。

一样地，闭起嘴巴，只用鼻子来吸气、吐气。假如你有鼻塞的问题，还是尽量试着闭起嘴巴，最多是从齿缝中吐气。

四短一长，指的就是四组短的呼吸，再搭配一组长的呼吸。四组短呼吸，再一组长呼吸，就这么循环下去。呼吸的长短，其实没有固定的标准。你可以自己衡量什么是短，什么是长。值得注意的是，和前面一样，吸气可以缓一点，尽量拉长，但吐气则是一次全部吐出来。

我常用这样的比喻来形容四短一长的呼吸练习：吸气，就像一个人慢慢爬山，最后爬到山顶；吐气，却像一个人突然从山顶跳下来。

再提醒一次，无论吸气还是吐气，都只用鼻子来进行。

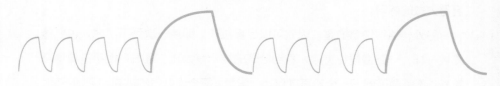

记得，速度不要快到让自己头晕。别忘了，只要闭起嘴巴，就不会造成过度呼吸的情况。刚开始可以练习 15 到 30 分钟，熟练了，练习时间可以延长到一小时，或一天里多重复几次。

四短一长的呼吸练习，会带来一个很有意思的现象。首先是净化。不光是身体代谢的净化，情绪上也跟着净化。短期内，许多原本藏在心里的失落、悲伤和创伤都会浮出来。我才说它是一个很重要的心理疗愈方法。

　　有些人做着做着，不知不觉会突然大哭，或心里很深的伤痛浮出来。这些现象都不需要特别去分析。做习惯了，自然发现自己的精神会变好。一天多做几次，对个人的效率和头脑的清晰度，都有正向的影响。

　　我在这里虽然用四短一长的呼吸来举例，但其实并不一定非要四组短呼吸，配合一组长呼吸。我们可以多几组短呼吸，再搭配一组长的呼吸。短呼吸的数目可以自己决定。最多，可以到九组短呼吸。随着个人的体质，甚至心情和身心的状态，我们都可以找到自己最适合的组合。

　　再继续做下去，自然能体会到我以前提过的循环呼吸（circular breathing）。这时候，我们不需要再去锁定几短或几长，身体自然会告诉我们该怎么进行，也许是不同的短长组合，甚至都是短的呼吸，或都是长的呼吸。无论长呼吸还是短呼吸，都好像被一个马达带动起来，而一个接着一个自动运转下去。好像倒不需要我们去干涉，也不允许我们去介入。甚至，到后来，连"谁"在呼吸，也不知不觉不知道了。最多是像以前所表达的，是呼吸来呼吸我们。我们同时也就体会到，古人所提的大周天和小周天所带来的喜悦和解脱。

　　这种自由的喜悦，一个人只要进入过，就会一生难忘，而自然对身心带来一个大的整顿。

　　这么简单的做法，不光让我们进入循环呼吸，我还想从另外一个角度来切入。这种呼吸对鼻腔所造成的回压，自然让气回转到鼻腔后方的气脉，而让气分布到身体每一个角落。我用章末图里头的光，来表达呼吸对气脉的冲击。也就是这么简单，可以调整到最主要的中脉、左脉和右脉。

过去，我没有看过道家和气功用这种方法来谈。但是，我在这里表达的，和道家经典看似玄之又玄的描述，在我个人来看其实是同一件事。只要我们亲自体会过，也就自然会明白。

通过这种呼吸，我们自然会充满生命的活力，充满着气，充满喜悦。熟练之后，我们也可能体会到自己充满着光（也就是传统所说的"明点"）。这样的明点本身既很具体，就像一个太阳在照亮我们，照明世界，但同时又好像是无形无相。这个印象，自然让我们体会自己的身心本质就是光，是喜悦，又是爱，还是宁静。

我会提醒一些朋友，如果有失眠的状况，别忘了在醒来的空当，回到这两个呼吸的练习。甚至，一天下来，只要有空当就做。这个呼吸产生的喜悦和光，是一天的忙碌生活中不可能有的。

试试看，用这种心态来面对失眠。通过这种规律的呼吸和四短一长的呼吸，许多朋友跟我表达过，他们不光是失眠的问题消失了，整个人也好像脱胎换骨，人生的价值观全面翻新，就像得到了重生。

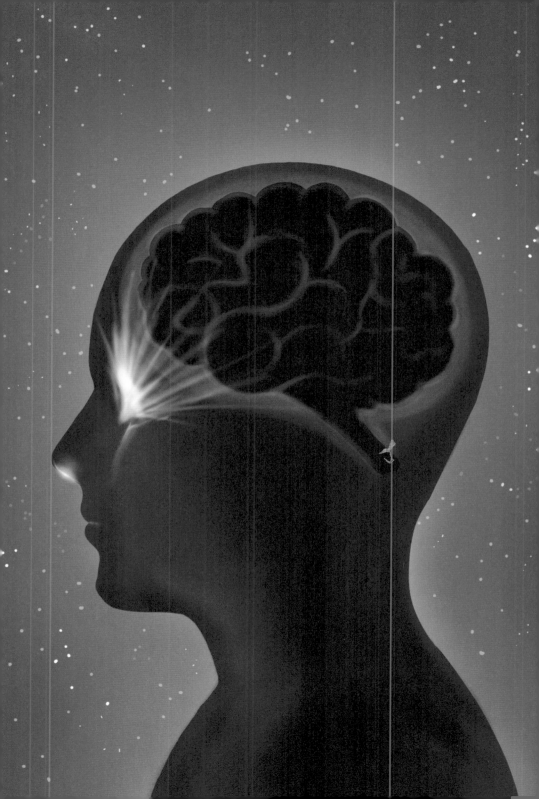

03
换个鼻孔来呼吸

前面谈到用鼻子呼吸和嘴巴呼吸，会改变体质，而接下来影响睡眠。我相信，这些数据，你过去可能很少接触，连我之前也只听过少数几位专家提倡（例如布泰科）。

从我个人的角度，呼吸本身带着通往睡眠的钥匙。也因为如此，我认为还有必要再进一步着手，希望将呼吸带来的变化彻底落实到生活中。

鼻腔的口径比较窄，使得用鼻子呼吸本来就比用嘴巴呼吸有更多的阻力。任何时候，只要通过嘴巴呼吸，一吸一呼的气流量（医学上称为潮气量，tidal volume）是远超过用鼻子呼吸的，而会导致前面提到的血液二氧化碳过低，使组织反而得不到氧气。

其实，在自然的状况下，小孩子本来是用鼻子呼吸的。我们要留意的是，有哪些因素让他们改用嘴巴呼吸。我们可以想象，一个人假如有过敏、鼻中隔偏曲、鼻腔过窄、鼻塞，难免更依赖嘴巴呼吸，而使得前面提到的过度换气问题恶化。此外，吃太多，身体要处理过多的食物，也可能增加对氧气的需求，或前面提过的代谢性酸化，都会让人改用嘴巴呼吸。

然而，更严重的是，我们讲话时，就已经在用嘴巴呼吸，经由鼻子呼吸的比例也就跟着打折扣。讲话时，我们根本没有意识到，嘴巴已经取代鼻子呼吸的作用，也不知道自己原来是那么常用嘴巴在呼吸。

我必须提出来，我很少看到哪一个人完全没有过敏。现代人都有过敏，也许是饮食、环境的原因，或心理的失衡，都可能引发过敏和自体免疫的错乱。而且，很多人有鼻窦炎。仔细观察，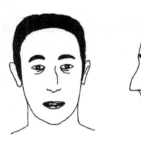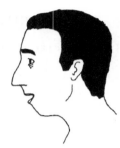假如是很小就开始有过敏或鼻窦炎，鼻子的下方会比较浮肿，而小孩的脸形自然会变得尖和细，前后变得比较长。

这个机制很有意思，用鼻子呼吸对鼻腔造成的回压，可以帮助保持脸形。而用嘴巴呼吸，缺乏这个调整脸形的机制，鼻窦会显得比较不发达，鼻腔和呼吸道的空间也就偏小。此外，颧骨也比较不明显。舌头在口腔里的位置偏低，下巴也跟着往下缩。这些变化，都让脸更显得窄而偏长。就好像脸部和口腔都跟着改变架构，来配合嘴巴呼吸的需要。甚至，因为口腔的空间不够，牙齿也不整齐。

既然用嘴巴呼吸的人，呼吸道比较小，也就习惯张开嘴巴让下巴落下来，而让头略略往前移，好让呼吸道再打开一点。在姿势上，也造成了弯腰驼背和肩膀下垂的不良习惯。用嘴巴呼吸的人也常有黑眼圈，这是压力反应被活化、睡不好和慢性发炎的结果。

嘴巴呼吸的气流量大，自然造成过度换气的问题，而使身体缺氧。我前面也提过，过度换气通过代偿的作用，反而带来代谢性酸化的问题。一个人代谢偏酸性，又氧气不足，血液循环也就不会好。仔细观察，长期用嘴巴呼吸的朋友，往往都有手脚冰冷的问题。

我们都可以试试看，改用鼻子呼吸，只要 5 到 10 分钟，手脚也就会自然变暖。通过鼻子呼吸，吐出和吸入的气流量是有限的，自然可以避免过度换气发生，让更多氧气可以进入身体组织。

鼻子呼吸，不只是避免前面提到的过度换气，也和睡眠有关。如果白天清醒的时候，我们呼吸的习惯转不过来，晚上睡眠不好也就难免。关于这一点，我在这里要提醒你，再重新深入《真原医》《静坐》《重生》相关的练习。这是想改变睡眠最踏实的方法。

古人也发现睡觉时左侧或右侧躺，能让另一边的鼻子畅通。不光这样，我前面也提过还有各式各样的练习和清洁程序，不光为了让鼻腔畅通，还要左右两边都打通。

这些练习各有各的作用，而有一套完整的科学，只是我们现代人可能不相信。然而，这些现象也陆续可以用解剖学和其他科学来验证。

大多数人都不曾留意过，鼻子呼吸还有一个现象。然而，这个现象却是古人几千年前就知道，甚至比现代人知道得更详细。例如古代的瑜伽已经知道鼻子的运作有一个周期，这个周期直到 1895 年才被一位德国的医师凯泽（Richard Kayser）用生理学的语言记录下来。

我们仔细观察，呼吸时，两个鼻孔的气流并不均匀，因为鼻肉勃起组织会轮流膨大，总有一个鼻孔比较塞，轮替的时间大约是两小时。你大概没想到，鼻子的这个勃起组织，和性器官的勃起组织是类似的，才会定时膨大，也会缩小。

这个周期，其实和交感和副交感神经系统的作用有关。[1]右鼻孔呼吸是活化交感神经系统的紧绷，而左鼻孔呼吸是活化副交感神经的放松作

---

[1]　Werntz, Bickford, and Shannahoff–Khalsa Bloom. "Alternating Cerebral Hemispheric Activity." *Human Neurobiology* 2 (1983): 39–43.

　　　　　　　　　　　　　好睡：新的睡眠科学与医学

用。[1]两个鼻孔交替畅通，是身体本身有一个更细微的生理周期，让交感和副交感神经的作用轮流多一点，而达到平衡。我们通过这一章练习的鼻孔交替呼吸法，一方面可以强化这个平衡，另一方面，单边鼻子呼吸所造成的回压，一样可以带动前面提到的打通气脉的机制。

有些人也从生化的角度来解释，认为鼻子的这种周期，是为了延长空气里的气味分子待在鼻腔的时间。尤其在风大的地方，一侧的鼻孔变得比较窄，也就让这些分子来得及停留而与嗅觉的受体结合，提高嗅觉的灵敏度。此外，你也可能发现，如果侧躺下来，很自然地，靠着枕头的那一侧鼻孔就开始有点鼻塞了，这也是鼻肉勃起组织膨大的缘故。

讲了这么多，我相信你可能想问，既然呼吸对我们的体质和睡眠那么重要，有没有什么方法可以直接影响睡眠时的呼吸？答案是——有的，而且对睡眠是关键。我会在下一章将这个主题打开。

---

[1]　Pal, Gopal Krushna, *et al*. "Slow yogic breathing through right and left nostril influences sympathovagal balance, heart rate variability, and cardiovascular risks in young adults." *North American Journal of Medical Sciences* 6.3 (2014): 145.

━━ 有用的几个重点：

- 现代人太过依赖讲话来交流，也就几乎意识不到，嘴巴已经取代鼻子呼吸的作用，也不知道自己已经受到用嘴巴呼吸的不良影响。

- 如果是从小就习惯了用嘴巴呼吸，除了有代谢性酸化的问题，甚至连脸形都可能改变。

- 用鼻子呼吸，除了避免代谢性酸化的产生，也可以维持血液的含氧量，从而改善一个人的血液循环。

- 左右鼻孔并不总是同时通的，仔细观察，通常是单边比较畅通。然而，大约两小时，就会换成另外一边畅通。这也反映了人体的一个生理周期。

- 如果能在睡眠时也保持用鼻子呼吸，可能为我们的体质和睡眠带来很大的改善。

练习 21　清醒的呼吸

别忘了，本书的呼吸练习都是在强调用鼻子的呼吸。

首先，嘴巴闭起来，轻松地用鼻子呼吸。什么方法都不需要采用，最多只是闭起嘴巴，只用鼻子呼吸。呼吸的长短不用去管它。唯一要提醒自己的，也只是继续用鼻子呼吸，不断轻松地用鼻子呼吸。

一开始，可以把眼睛闭起来，比较能够专心。接下来，张开眼，也没有关系。无论眼前看到什么，还是心里想到什么，就只知道继续用鼻子呼吸。不需要把呼吸拉长或缩短，也不需要去影响它。最多，是轻轻松松知道自己还在用鼻子呼吸。假如有念头把自己带走，也没有关系。随时把注意力停在这个呼吸上，也就够了。

如果可以配合舌抵上颚，那是最好。但不用刻意，毕竟只要进入真正放松休息的状态，舌头自然会顶到口腔上面。你也可能会发现吸气愈来愈长，吐气也是。然而，这些都不是重点，都不用去管它。

随时给自己时间，比如早上半小时，甚至还没起床就做。或晚上，饭后休息的半小时能这么做，是最好的。

你自然会发现，只要下定决心，这么用鼻子呼吸，不知不觉，你可能会上瘾。你可能才会明白，就这么简单地用鼻子呼吸，对我们集中注意力、提高精神有多么大的作用。而且，只要做鼻子的呼吸，话也就自然减少。本来，可能还有很多话想跟别人分享，现在也懒得讲出来。一个人话少，念头自然就少，也就不知不觉找回自己的中心。

一天下来，好像随时都很充实，就像两脚稳稳地踩在大地，通过呼吸时时和地球达到共振。用这种心情，把自己交给晚上的睡眠，我们对睡眠的压力也就全部消失。接下来，也不会刻意去分析昨晚睡得好或不好。这个问题，好像已经落在很遥远的过去，现在跟我们没有什么关系。

不晓得你还记不记得，我在《静坐》里很早就带出鼻孔交替呼吸法（*nā di shodhana prānāyāma*），顺序就在舌抵上颚之后。这个呼吸法可以立即对身体产生效果——恢复交感和副交感神经系统的均衡，而让体内充满新鲜的氧气。

我会再次介绍这个方法，不光是因为只要做就有效果，也是在提醒你我，在呼吸这个领域，已经有那么多基本的练习，可以帮助我们调整身心。

此外，鼻孔交替呼吸法，对于许多有鼻窦炎而随时鼻塞的朋友，是最好的练习。通过这种练习，我们会发现鼻子比较容易畅通。早上做，对我们集中注意力和提升精神有相当大的作用。鼻孔交替呼吸，对用脑过度而需要放松的现代人，是平复情绪、改善睡眠质量的好方法，还能活化左右两边大脑，净化身体。

练习时，轻松坐着，将左手自然地放在左膝上，举起右手，放在面前。

1. 用右手拇指，按住右鼻孔，由左鼻孔吸气，默数至 4。

2. 吸满气后，以食指或无名指按住左鼻孔，闭气，默数至 16。

3. 觉得憋不住气了，放开拇指，由右鼻孔呼完气，默数至 8。

4. 继续捏住左鼻孔，由右鼻孔吸气，默数至 4。

5. 憋气，默数至 16。（一样地，也可以捏住两个鼻孔来帮助憋气。）

6. 放开左鼻孔，呼气，默数至 8。

这样是一个完整的循环。

这个说明，如果你觉得太复杂，可以先熟练手指的动作。熟悉了，再加上数时间来进行。

　　熟练了这些步骤之后，大概一分钟可以做一个循环。然而，每个人状况不同，不见得每个人都能适应这么慢的呼吸，也不见得能憋气这么久。这也没有关系，只要掌握到憋气的时间大概是吸气的 4 倍，而吐气的时间是吸气的 2 倍，也就可以了。

　　到最后，甚至连吸气、憋气、吐气的时间比例都可以放过。只要记得几个原则就好：吸气时，吸饱就可以。中间憋气的时间会随着熟练度提高，而自然愈来愈长。吐气，则是比吸气的时间更长一点。接下来，身体自然会帮你决定该吸气多久，该吐气多久。

　　一样地，为了更清楚地示范，我再请吴长泰老师把这个方法录下来。这个视频会分成两部分，前半部，我会用我的声音带"清醒的呼吸"，同时请吴老师示范。接下来，我会请吴老师来示范鼻孔交替呼吸法的手势，让你可以跟着做。通过视频的辅助，相信会比较容易理解。

好睡呼吸法

04

睡觉，也好好呼吸

你读到这里，可能对呼吸还想多知道一点。尤其想知道，不正确的呼吸可不可能影响到睡眠。

我们只要看看自己或身边的人，很多人虽然睡得也算安稳，时间也够，但早上醒来时总觉得没有休息好。这很可能是我们夜里睡着时，不自觉地用嘴巴呼吸，但自己不知道。

我在前面提过，用嘴巴呼吸会引发压力反应，让人容易疲惫。可惜的是，我们睡着时，很难控制自己的呼吸。大多数人自然而然地用嘴呼吸，减少气流进出的阻碍。

不晓得你还记不记得我前面提过的打呼，也就是睡觉时，口腔后方的小舌放松堵住呼吸道，提高气流通过时的阻力，引起呼吸道的共振，而造出打呼的声音。睡眠呼吸中止症（sleep apnea）这种疾病，可以说是打呼的严重版。一个人本来好端端在睡觉，竟然可能停止呼吸。

睡眠呼吸中止症发作时，呼吸道可能在睡眠中堵住 10 秒到 60 秒，使血液里的二氧化碳升高，血氧量降低，让大脑发出一个强烈的信号，要这个人醒过来继续呼吸。然而，呼吸一恢复正常，这个人可能马上又睡着了。一个晚上的睡眠中，每小时可能要这么折腾 5 次甚至 30 次。

一个人在睡眠呼吸中止症发作时，其实等于是暂时窒息了。睡眠呼吸中止症，主要发生在肌肉力量最弱的快速动眼睡眠阶段。很多人可能有多年的睡眠呼吸中止症，却因为在睡梦中而根本意识不到。打呼，也是睡眠呼吸中止症的症状之一。有些人是在恢复呼吸时，发出很大的打呼声，或呼吸很重，才被身边的人发现。

夜里，只要打呼，我们睡眠的质量不可能好。即使没有失眠，起床后也不会觉得精神饱满。也许就是因为如此，现在才有这么多人有慢性疲劳的问题，好像怎样都睡不饱。

一般人会认为是颈部肥胖或睡觉时肌肉太放松，堵住呼吸道，才有睡眠呼吸中止症。但是，在我看来，它和打呼一样，和用嘴巴呼吸的习惯是有关的。当然，最初引起打呼和睡眠呼吸中止症可能有各种因素。但是，我们不知不觉长期依赖用嘴巴呼吸，也就可能让嘴巴呼吸成为最主要的原因之一。

打呼，不光是最后可能变成睡眠呼吸中止症，而影响睡眠质量。长期下来，对亲密关系也会有很负面的影响。如果没有分房睡，没有打呼的另一方（通常是女性）长期下来睡眠自然受到干扰，甚至会失眠。接下来，也就自然生出各种失眠的问题，包括心情和情绪不稳定以及其他

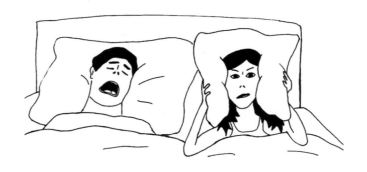

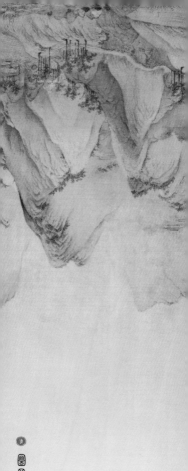

初生之物的文化基地

捷腾文化 JIE TENG CULTURE

生理的障碍。这一点，是不分国内外的，只要有婚姻生活的人都知道。当然，有时候是女性的打呼声比较大。但无论如何，还不用到睡眠呼吸中止症的地步，光是打呼，就让生活质量带来相当大的损失。

打呼和睡眠呼吸中止症，从我个人的看法，都和我们依赖嘴巴呼吸有很密切的关联。只要从嘴巴呼吸改回鼻子呼吸，我们自然有机会从根源上去解决问题。

假如我们白天和晚上都只用鼻子呼吸，不只是能降低身体的压力反应，我们也可能会很高兴地发现隔天精神更好，也更能够专注。可以想象，长期保持用鼻子呼吸的习惯，可以带来多少健康的好处。

我在这里所讲的一切，其实也有很多健康的专家一一发现，而也自然会试着去执行。执行什么？就是晚上可以用鼻子呼吸的方法。

例子之一就像这里画的，试着用带子固定下巴和头顶，好让我们在睡觉时，嘴巴不会打开呼吸。然而，我总是认为这种方法既不舒服，又不方便，身体还会抗拒。甚至皮肤比较敏感的人，还会磨破皮。我个人尝试过后，这么多年来，从来没有推荐。

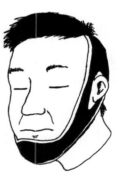

然而，有一个方法比任何人所想的都更简单，也就是在嘴巴上贴胶带。就像这张图所示范的，这么做，自然让我们回到鼻子的呼吸。

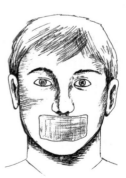

当然，不要使用一般的文具或工业用胶带，一是强度或许不够，另一是所用的胶，也可能不适合直接接触皮肤。每个人的皮肤敏感度和嘴巴大小不同，重点在于找对材质，试出合适的宽度和长度，能够舒适地将嘴巴封住。

好呼吸，好好睡

我也要提醒，胶带的黏性很重要。不够黏，可能睡到一半就脱落了。太黏，也许隔天撕下来会觉得疼痛，甚至伤到皮肤。我相信，只要你自己有实验精神，自然会找出最好贴的胶带，也会发现这是最简单的方法，让我们晚上睡觉不会张开嘴巴呼吸。

当然，和过去推广各种呼吸练习和静坐方法一样，我也在身心灵转化中心和各种场合示范过这种胶带的使用。提醒你，要贴这些胶带睡觉，最好在睡觉前几分钟就先贴上去。给自己一点时间习惯，也把它当作睡前的一个仪式。虽然一开始可能感觉不自然，但只要做，我们很快也就会适应。

在嘴巴上贴胶带，对有些人，可能一开始会引发恐惧。有些朋友会担心晚上不能呼吸。有鼻窦炎的朋友，也可能觉得不适应。对这些朋友，我建议还是要给自己一个机会去尝试，或许先选择材质比较薄的来试用。如果到了夜里觉得不舒服，不用担心，我们自然会把它撕掉。最重要的是，无论能不能贴一整晚，还是要坚持下去。几次之后，习惯了，也可以改用比较厚的材质。

我通常也会提醒朋友，既然用嘴巴呼吸可能已经是多年的习惯，再加上有些人从小就因为过敏等原因而习惯了用嘴巴呼吸，如果突然之间要改成用鼻子呼吸，不光可能觉得不安，会想抵抗，还可能浮出许多好转反应。比如说，原本有鼻窦炎的人，也许鼻窦炎会发作，甚至发作得更严重。也有些人可能是夜里有噩梦，或其他情绪上的阻碍浮出来。

我们可以观察看看，这些反应浮出来的先后次序，是不是符合我以前通过贺林定律（Hering's law）所讲的好转反应的顺序——从内往外，从上到下，从现在到过去。你可以亲自去尝试，验证古人对好转反应的描述。不用担心，这些现象早晚会消失，而健康会有彻底的转变。

要采用这个睡觉时贴胶带的练习，只要度过初期的心理障碍，以及

好睡：新的睡眠科学与医学

接下来的好转反应，长期使用下来，几乎每个人都有一个共同的回馈——睡眠变深，时间变长。甚至，身体种种的慢性发炎，包括鼻窦炎也就消失了。

用这个方法，很多人才突然体会到，从小到大从来没有这么好睡过。有些人虽然年纪大了，突然可以睡 8 小时以上。也有些朋友，睡眠虽然没有拉长，但好像终于睡饱了。

难免也有朋友质疑——只是拿一个好贴的胶带把嘴巴贴起来，竟然可以好好呼吸，更可以好睡？但是，他们从自己的状况，也不得不认同这一点。

对这些朋友，我还是会劝他们，真正重要的，不光是通过运动和练习，在白天恢复身心的均衡，更是要随时进入"全部生命系列"的重点——把自己真正的身份找回来。在这一生，将这个追寻告一个段落。不要让这宝贵的生命成了小我在奋斗、流浪和生命抵抗的过程，还把这一生拿来担心睡眠。

我们其实可以拿失眠的问题当作一个最宝贵的门户，一起进行人生最大的这堂功课。我才不断提醒，睡眠的问题确实很容易改，但这并不是我们这一生真正的功课。真正的功课，是在生命全部的范围。睡眠的问题，最多是一个机会，让我们可以切入。

尽管如此，我还是要提醒，就是这么简单的贴胶带睡觉，已经足以让我们亲自验证这里谈的各种睡眠和呼吸的科学——包括古人的理论和练习，以及布泰科所倡导的生理机制。不用担心，这里讲的点点滴滴，以后科学会完全验证出来。就连"闭起嘴巴，用鼻子呼吸"的做法，都可以有一个完全科学的解释。

当然，希望在科学证明出来之前，你的睡眠问题已经老早获得解决。同时，你也已经能够体会我在本书中不断重复的观点——睡眠不是一个问题，最多只是反映身心不均衡的状况。

━━ 有用的几个重点：

- 很多朋友总是觉得睡不够，却不知道自己睡觉时，一直是用嘴巴呼吸。

- 打呼和睡眠中止症，也只是反映了我们过度依赖嘴巴呼吸的习惯。只要改成用鼻子呼吸，这些状况对睡眠的影响也自然会修正回来。

- 无论白天还是晚上，如果能养成都只用鼻子呼吸的习惯，不光是压力减少，而且精神更好，注意力更能集中。

- 有各式各样确保我们睡觉时只用鼻子呼吸的方法，其中，贴胶带是一个简单到不可思议却又有效的做法。

- 任何生活习惯的调整、习气的变化，包括睡眠的改善，都难免引起身体和情绪的好转反应。不用担心，好转反应早晚也会消失。

练习 23　Shut up, again. 再一次不讲话

这个练习，最多也只是在晚上躺平睡觉前，将嘴巴用胶带封起来。

要选用什么胶带材质，包括厚薄宽窄的尺寸，和个人皮肤的敏感度和嘴巴大小有关。有些人可能觉得太厚的材质会有压迫感。有些人，尤其男生，要采用比较宽的胶带，才足以把上下唇完全盖住，而不会在睡眠中撑开。也有人需要比较长的胶带来固定。

我通常建议，从薄的材质、短的胶带开始尝试，自己实验出适合的材料和大小。假如用了胶带，还是会打呼或还有睡眠呼吸中止的情况，可能是胶带的宽度或长度不够，让人还是会通过嘴巴呼吸，或许要试着改用更宽或更长的胶带。

其实，你今天晚上就可以试试看。最重要的是，在贴上胶带前，先把要讲的话讲完。不要贴上之后，又想起还有话没讲，不但要费劲撕下来，还降低了胶带的黏性。

如果有伴侣，我通常会建议两个人一起做。很多朋友反映，这个简单的做法非但没有副作用，两个人一起使用，睡眠质量好了，关系也会变好，比较少吵架。最不可思议的是，它对打呼和睡眠中止症有很明显的改善效果。

总之，只要长期使用，一定会有效果。使用过的朋友，都体会到对体质转变的作用很大，相当值得一试。

有些朋友鼻窦炎或鼻塞很严重，不只是一开始不习惯，甚至连续好多个夜里，都会不知不觉把胶带撕开。我要提醒这些朋友，不要气馁，再多试试。就算醒来时，发现胶带又被自己撕开了，还是继续下去。只要做，一定会改

善。最重要的，还是自己决心坚持下去，不要轻易放弃。

另一个提醒是，在使用胶带时，一样做《好睡》的各种练习。无论呼吸，还是观想，都能让我们不断地把心收回来。

最后要记得，睡眠的问题还算小事。更大的课题是，找回我们这一生真正的身份，也就是我们究竟是谁。通过这些练习，我们一方面不断往这方向前进，同时也体会到，一个人心安，身体的平衡，包括睡眠的均衡，也就自然找回来了。

一切，跟我们原本以为的都是颠倒的。体质和睡眠其实是果，而我们的心是因。是心带动这个身体，包括睡眠，而不是相反。如果我们还把全部的注意力放在睡得好或不好，就是不断地把事实颠倒。

伍

好好活，好好睡

面对睡眠，我们要建立好的生活习惯。其实，一天下来，随时都是改变习惯的机会。从饮食、运动、姿势到心态，生活的各个角落，都可以让我们把心收回来，帮助睡眠。

　　甚至，假如我们从早到晚，都是"清醒地活"（conscious living），也就自然从人间走出自己的一条路，倒不会随环境波动而摇摆。

　　面对睡眠，也就是面对生命。我们最多是通过睡眠，把全部的生命找回来。我在这里会简单切入各个层面的生活习惯，作为一个提醒。但愿，你我能一起进入生命更深层面的旅程，把全面的健康找回来。

　　最后，我们也只能承认，好睡最多是反映了清醒的生活。反过来，一个人如果随时是清醒，随时住在心里，睡眠根本不会成为一个问题。我们也就这样，通过生命的点点滴滴、每一个瞬间，都可以放过一切。甚至，放过睡眠。

01

均衡的饮食

我前面强调过，呼吸对体质和睡眠有多重要。其实，饮食也是一样的。

我们活在一个快步调的社会，只要观察自己一天的饮食，我们不需要成为营养专家，都可以体会到饮食严重的不均衡。不只是为了改善睡眠，包括体质的转变，更需要懂得什么是好的饮食，好的水，也一定要从饮食的内容和习惯来着手。如果你接触过《真原医》，相信老早就明白了这个道理。

生活的快步调，再加上经济的考虑，我们的三餐自然会大量采用现成的快餐，也就是过度加工、偏向单一营养成分的饮食。这样的饮食，可能偏重油炸或碳水化合物，而且是经过人为改造或过度精制的碳水化合物。我们一般也早就习惯了过度精制的糖、盐、酱油和其他佐料。说真的，许多人大多数时候连自己吃的是什么都不晓得，更别说顾到营养了。

这本书前面提过咖啡因、尼古丁、酒精，还检讨了这些物质对睡眠的影响。然而，从我的角度来看，更根本的问题其实在于我们一天的三餐。日常饮食造成的不均衡，影响绝对不小于这些兴奋剂，甚至作用更大。我才会在第三篇先带出"建立新的生活习惯"练习，这里再用独立的一章深入饮食均衡的观念。

我们通常很少有机会去探讨自己一天下来，究竟采用了哪些饮食。即使我过去只要有机会就不断地提醒，然而，相信你读完之后，一转头也许就忘记了。可能要直到发生了重大的疾病，才会想要转变饮食，从营养着手。

这是多么可惜。

假如我们真正爱护这个身心，也知道这一生来是多么宝贵，自然会想要珍惜这个生命，也就会对这个题目感兴趣。这么做，不光是为了找回健康，还是为了身心均衡，让我们的身体很轻快，而自然能把注意力摆到生命更深的层面。

可以说，好的饮食，最多也只是来配合我们内心更深层面的转变和领悟。对这个更深层面的领悟，我们重视到一个地步，也自然会让其他的生活习惯全面配合这方面的追求。

无论如何，饮食的转变是随时都可以做的。我们只要下一个决心，不需要等到有严重的疾病，也就跟着调整过来了。由于这个题目太广泛，而我已经通过《真原医》和多年来各式各样的活动与演讲推广好饮食的观念。我在这里，最多只能在有限的篇幅里强调几个重点，希望能引发你自己做一个更深入的研究。

微量元素的重要

首先，均衡的饮食，指的是依照我们身体所需要的营养比例，来摄取饮食。过去，专家用金字塔的比喻来说明摄取的比例。现在的比喻，已经从金字塔，转成了餐盘，方便一般人尤其小孩子判断自己一天所吃的食物，是不是符合营养的需要。

当然，从不同的角度来看，我们可以去强调不同的饮食。举例来说，

好睡：新的睡眠科学与医学

从热量的角度，我们一般关心的主要是蛋白质、脂肪和碳水化合物的比例。然而，从生理的运作来看，就像我在《真原医》用以下这张图来表达的，关键其实是这个金字塔最上方的维生素、矿物质和微量元素。

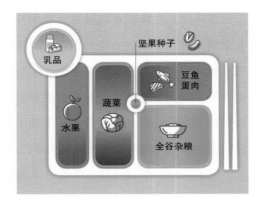

所有的矿物质对身体都重要。就像人体无法自己制造必需氨基酸和必需脂肪酸，一样的，我们的身体也无法自行产生矿物质。矿物质中，最重要而与睡眠相关的，也就是微量元素。

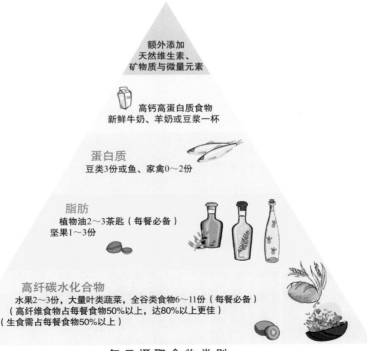

额外添加
天然维生素、
矿物质与微量元素

高钙高蛋白质食物
新鲜牛奶、羊奶或豆浆一杯

蛋白质
豆类3份或鱼、家禽0～2份

脂肪
植物油2～3茶匙（每餐必备）
坚果1～3份

高纤碳水化合物
水果2～3份，大量叶类蔬菜，全谷类食物6～11份（每餐必备）
（高纤维食物占每餐食物50%以上，达80%以上更佳）
（生食需占每餐食物50%以上）

每 日 摄 取 食 物 类 别

好好活，好好睡

多年来，我特别重视微量元素的补充。不光如此，还不断研究微量元素的来源、萃取的方法，以及在身体代谢的路径，包括怎么被吸收，怎么被使用，而身体有哪些生化反应会需要。三十多年，才建立起这方面的许多知识，标定出元素在自然界的分布、化学的形态、需不需要与有机物做反应、在体内的分布、生理上的各种作用。并且，用食品或有利于皮肤吸收的方式来补充微量元素，这种做法也帮助了不少人。

几十年前，我就发现，无论什么元素，要能够被人体吸收，一定要通过有机的成分来螯合。螯合，也就是做一个化学的结合，将一个分子或原子保护在有机物中。没有这种有机螯合，要让元素被肠道吸收是不可能的。更不用讲，还要进一步转变睡眠的质量。

早期，几乎没有人知道这一套科学。经过几十年，才有愈来愈多专家强调我在这里所谈的观念。虽然这方面的研究已经告一个段落，但我相信这些原理的应用，是未来科学会再进一步证明的。

我们对微量元素的需求虽然很小，但是，也就是这么小的量，可以带来那么大的效果。这就是触媒（catalyst）的作用，是体内每个生理的反应都需要的。这些元素，通常属于过渡元素和稀土元素。

站在化学的角度，当初会称为过渡元素，最多是表达它落在周期表左边和右边之间的中间地带（下页图中的粉色区块）。用这种名称，从化学家的角度，也就是认为它的地位比较次要。

但是，我要坦白说，过渡元素其实一点都不是过渡。不光在各种应用领域有它的重要性，当时的人也没想到，这些元素对身体的健康是关键的。种种的生理反应，都需要一个触媒来加快速度，不然我们不可能有生命。微量的过渡元素，经过彻底的有机螯合，其实扮演相当重要的触媒作用。

至于稀土元素（周期表里的钪、钇和镧系元素），后来也发现一点

好睡：新的睡眠科学与医学

元素周期表

族→ ↓周期	1	2	3	4	5	6	7	8	9	10	11	12	13	14	15	16	17	18
1	1 H 氢																	2 He 氦
2	3 Li 锂	4 Be 铍											5 B 硼	6 C 碳	7 N 氮	8 O 氧	9 F 氟	10 Ne 氖
3	11 Na 钠	12 Mg 镁											13 Al 铝	14 Si 硅	15 P 磷	16 S 硫	17 Cl 氯	18 Ar 氩
4	19 K 钾	20 Ca 钙	21 Sc 钪	22 Ti 钛	23 V 钒	24 Cr 铬	25 Mn 锰	26 Fe 铁	27 Co 钴	28 Ni 镍	29 Cu 铜	30 Zn 锌	31 Ga 镓	32 Ge 锗	33 As 砷	34 Se 硒	35 Br 溴	36 Kr 氪
5	37 Rb 铷	38 Sr 锶	39 Y 钇	40 Zr 锆	41 Nb 铌	42 Mo 钼	43 Tc 锝	44 Ru 钌	45 Rh 铑	46 Pd 钯	47 Ag 银	48 Cd 镉	49 In 铟	50 Sn 锡	51 Sb 锑	52 Te 碲	53 I 碘	54 Xe 氙
6	55 Cs 铯	56 Ba 钡	镧系	72 Hf 铪	73 Ta 钽	74 W 钨	75 Re 铼	76 Os 锇	77 Ir 铱	78 Pt 铂	79 Au 金	80 Hg 汞	81 Tl 铊	82 Pb 铅	83 Bi 铋	84 Po 钋	85 At 砹	86 Rn 氡
7	87 Fr 钫	88 Ra 镭	锕系	104 Rf 𬬻	105 Db 𬭊	106 Sg 𬭳	107 Bh 𬭛	108 Hs 𬭶	109 Mt 鿏	110 Ds 𫟼	111 Rg 𬬭	112 Cn 鿔	113 Nh 鿭	114 Fl 𫓧	115 Mc 镆	116 Lv 𫟷	117 Ts 鿬	118 Og 鿫

镧系元素	57 La 镧	58 Ce 铈	59 Pr 镨	60 Nd 钕	61 Pm 钷	62 Sm 钐	63 Eu 铕	64 Gd 钆	65 Tb 铽	66 Dy 镝	67 Ho 钬	68 Er 铒	69 Tm 铥	70 Yb 镱	71 Lu 镥
锕系元素	89 Ac 锕	90 Th 钍	91 Pa 镤	92 U 铀	93 Np 镎	94 Pu 钚	95 Am 镅	96 Cm 锔	97 Bk 锫	98 Cf 锎	99 Es 锿	100 Fm 镄	101 Md 钔	102 No 锘	103 Lr 铹

都不稀有。我们的身体自然也懂得使用。但是一样地，只需要微小的量。我要再次强调，是要通过天然的螯合，才能够被我们的身体吸收。

我当时为了示范微量元素的用途，才设立身心灵转化中心和其他相关的设施。在这过程中，也发现古人早就知道这一套科学。甚至，连道家所谈的炼丹或西方化学前身的炼金术（其实，每一个文化都有类似的领域）都在强调螯合的作用，只是过去没有一套完整的现代科学来说明和解释。我希望有一天，和呼吸的科学一样，能再进一步在这个主题上探讨。

这一套完整的科学，我在很年轻的时候就将整理的工作告了一个段落，后来用种种方法把它的应用带出来，也自然发现它的作用，确实和当初所预期的一样，是相当大的。多年来，通过各种补充的方式，也协助了各种状况的朋友，帮他们克服失眠和忧郁的难关。

蛋白质与必需氨基酸

很多跟我接触的朋友有失眠的困扰，他们都知道我强调微量元素的重要性，以及好的蛋白质对睡眠和体质的角色。好的蛋白质，无论植物还是动物来源都有，包括豆类和白肉（例如鱼和鸡）。我们的人体也可以自己制造蛋白质的成分——氨基酸。在23种氨基酸中，只有8种是没办法自己合成的。其实，提醒大家摄取蛋白质，可以说主要也是为了这8种氨基酸。对于蛋白质和氨基酸的摄取，我们可能知道的不多。我在这里简单做一点提醒。

首先，蛋白质和其他饮食一样，往往被过度处理和加工。豆类，就是一种很好的植物性必需氨基酸来源。我过去也不断强调，尽量采用植物性的饮食，而且最好采用一定比例的生食，作为生机饮食的基础。

另一个重点是，即使为了补充这8个必需氨基酸，一星期补充一次或两次，也就差不多了。毕竟，我们的身体本来就有这8个氨基酸的存量。此外，随着我们年纪愈大，除了从饮食去弥补，最主要还是要懂得采用妥当的运动，将代谢从分解性的异化作用转成成长性的同化作用。这样，蛋白质和氨基酸才能留在身体里。若不是这样，就是吃再多蛋白质，还是会流失出去。

通常，面对失眠，身心只是需要做一个彻底的调整。在身体层面最快的调整，也就是从消耗转到生长。达到这一点，是需要配合运动，再加上好的氨基酸和蛋白质的补充。

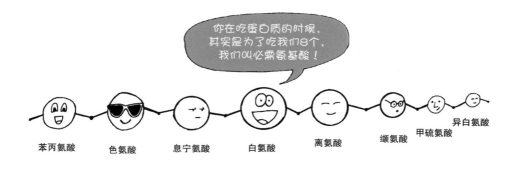

你在吃蛋白质的时候，其实是为了吃我们8个，我们叫必需氨基酸！

苯丙氨酸　　色氨酸　　息宁氨酸　　白氨酸　　离氨酸　　缬氨酸　　甲硫氨酸　　异白氨酸

我相当有把握，假如你采用《好睡》这本书第四篇提到的练习，尤其是醒来和睡前都用鼻子呼吸，睡眠自然会长、会深。再配合饮食和运动，可以说，已经进入一个最完整的抗氧化和健康长寿的自我疗程。不光是能让睡眠的质量变好，白天的生活质量也会有一个大的改善。然而，除了改善生活质量，我们当然还要记得，在心理层面做一个彻底的转变。

这一点，我会不断地重复再重复，毕竟这才是我写《好睡》这本书的动机。相信你跟着"全部生命系列"走到现在，已经老早体会到这一层用意。

好的脂肪，帮助身体运作

谈到脂肪，我过去也有机会分享自己的经验，表达我个人的看法。

二三十年前，我在推广这方面的观念时，无论营养还是医疗的专家都强调要少摄取油脂。美国政府很早就强制规定任何食品都要列出成分表，其中必须特别标出油脂的含量。无形当中，当然是在强调油脂类愈少愈好。

当时，针对这个观念，我也早就提出我个人的看法——油，其实是我们身体所需要的。

提到这句话，大多数人想到的可能是不饱和油。没错，不饱和脂肪酸当然重要，大家现在也很熟悉它背后的科学。然而，很少人会注意到，饱和油其实也是健康的关键。我们倒不需要为了担心胆固醇上升，而刻意降低各种饱和油的摄取。我常跟医疗领域的朋友开玩笑，问他们"你知道一个小小的动物细胞，在它的膜上就需要有 10 亿个脂肪分子吗"？假如身体没有摄取适量的油脂，我们连细胞最基本的运作都没办法进行，可以说连命都保不住。

我认为，面对样样的建议和选择，还是要保持中立的心态。没有任何一样东西，需要大量摄取。不光微量元素只需要一点点，而且是任何营养成分都不需要过度偏用。刻意去补充某一项，我们又造出身体的不均衡，而又回到本来的问题所在。

当然，和蛋白质一样，油的来源也是关键。多年来，我也试着在这方面做各式各样的调查和研究。举例来说，像椰子油含月桂酸（lauric acid），刚好是母乳里很重要的成分。我观察到，只要用最天然的方法处理（甚至不要处理），摄取椰子油对我们的健康有相当多的作用，包括可能影响脑部的健康。

当然，不饱和的油也很重要。各地的营养学家老早发现，我们的身体要摄取一些必需的不饱和脂肪酸，例如许多人都知道，也可能都吃过的 ω-3。针对不饱和的油，我过去比较推荐由植物取得的种类。在我看来，这样的不饱和油（例如亚麻油）比较纯净，受污染的概率也比较低。

其实，只要懂得这方面的重要性，每个人自然会找出适合个人摄取的来源，倒不见得非采用哪一种不可。如果还需要建议，也只是尽量采用愈原始、愈没有加工的。同时，也将食品卫生考虑进去，确保没有污染。这样也就够了。

会在这里特别提到油脂的重要性，是因为我多年来观察到，长年失眠的朋友，通常在饮食上是失衡的。吃太少，再加上睡不好，长期下来体重往往偏低，心情容易紧张，而造成恶性循环。尤其女性，在这方面更是明显。这时，我不能不提醒，其实油脂，尤其饱和油，都可以在这方面为体质做一点调整。特别在情绪方面，油脂也可以带来一种缓冲和保护的作用。

摄取比较原始的碳水化合物

讲到碳水化合物，在好多年前，我的观点，就已经和一般的看法是颠倒的。

假如你注意到食品成分表，也就自然会发现中国台湾也是仿照美国的制度，认为油脂吃得愈少愈好，最好从碳水化合物来取得卡路里。但是一般人不知道，碳水化合物在身体里"绕"了一圈之后，变成小分子的糖类，累积在肝脏，也就自然转成脂肪。这样，反而引起过重，甚至肥胖。

只要到西方国家，尤其北美南部的一些大都市，我们立即会注意到，北美的肥胖问题，相较于华人圈子，是不可思议的严重。对这样的族群，碳水化合物大概扮演了一个很重要的角色。然而，我发现这种饮食趋势也逐渐流传到东方。尤其是年轻的一代，饮食习惯已经西化。我会开始写一些相关的文章，而后来整理成《真原医》。这个现象，是原因之一。

回到睡眠的质量，对我来说，失眠或睡不好，只是小问题。甚至，不成问题。精制碳水化合物对身心的影响，从我的角度，反而不见得低于失眠的作用。这一点，相当值得我们大家一同研究，甚至将这方面的摄取试着降下来。

一直以来，我不断强调，虽然同样是碳水化合物，但是复杂和单一组成的，还是有差别。我们的饮食应该尽量采用含有天然膳食纤维的碳水化合物，而少用精制过的食品。

精制过的糖类，最多只是由 6 个碳组合的小分子。我们吃进这种小分子的糖，会快速消化，而且很快就转成卡路里。用不到的卡路里，也就在体内转成脂肪。反过来，假如采用原始或只有些微加工的糖，或是采用分子比较复杂甚至包括天然纤维的糖类，我们自然会发现，碳水化合物其实能辅助我们的健康，而不会带来伤害。

要吃碳水化合物，最好是摄取加工程度比较少的食品，像米，就用糙米；要吃糖，就用红糖或者黑糖，里面还含着各式各样的矿物质和其他营养。喜欢甜味，可以采用蜂蜜。一样的，尚未加工的原始蜂蜜，也含着各种矿物质。

我过去提过生机饮食或沙拉的重要性，其实我们可以采用生机饮食，来提供一部分的碳水化合物，尤其天然膳食纤维。虽然华人不会吃那么多肉食，也懂得素食的重要。然而，或许考虑到食材卫生，基本上还是以熟食为主，而且往往过度加工。其实，如果能在清洁和来源做好把关，我们还是有必要通过生机饮食，来补充身体所需要的碳水化合物和膳食纤维素。

天然调理素和机能性食品，都要均衡

此外，当然还有一些饮食，我称为调理素。我指的调理素，是一些摄取量相当少，却有类似天然内分泌作用的食品。这类调理素，不光不会上瘾，还有相当大的体质转变效果。微量元素，菇蕈类和某些药草都可以归类为调理素，举例来说，菇蕈类就是神农氏所称的"上药"。然而，就我的经验来看，调理身体最快的方法，还是微量元素。

此外，也有人提出"机能性食品"，也就是通过饮食来弥补或调整身体某一些需要。你大概也听过一些被认为可以助眠的食物。现在，这方面的信息是愈来愈多。你只要自己做一些研究，都会发现这个列表愈来愈长。

例如，有些专家会强调摄取含有色氨酸（tryptophan）的食物可以帮助睡眠，像是香蕉、枣子、鲔鱼、牛奶、蜂蜜、蛋、奶酪、鹰嘴豆和火鸡肉。他们认为色氨酸是血清素和褪黑素的前驱物，两者都有促进睡眠的效果。芦笋、樱桃、姜和胡桃等食物含有褪黑激素，杏仁含镁，牛奶、羽衣甘蓝含钙，也有促进放松和睡眠的效果。还有专家建议晚餐最好避开含有酪胺（tyramine）的食物，包括火腿、茄子、鳄梨、酱油和红酒。酪胺会

增加去甲肾上腺素的分泌，让人保持清醒，而不容易入睡。

你当然可以参考这些信息，亲自试验这些饮食的效果。然而，从我的角度来看，去尝试或避免这些食物，对睡眠确实可能有好处，而且也增加我们的饮食常识。然而，从身心均衡的角度，我总认为，守住饮食均衡的原则也就够了。

另外，还有一个考虑，任何机能成分（包括从一般饮食或机能食品所提供的）假如是为了某一种身体的状况而采用，作用最多是短期的，倒不是能长期改善体质。我认为，体质的转变或改善才是重点。这一点，其实更需要我们在心态和整体生活习惯都做一个彻底的变更。

■ 有用的几个重点：

- 现代人的饮食习惯，往往反映了身心的不均衡。

- 人体无法自己合成矿物质，我们才需要补充微量元素。从我个人过去的经验，补充微量元素对睡眠的调整是关键。

- 补充好的氨基酸和蛋白质，还要配合运动，才能转变体质。从消耗性的异化作用，转为有利于生长运作的同化作用。

- 油脂，无论饱和还是不饱和都重要。特别对女性，饱和油在情绪上可以提供一定的保护。

- 少用精制糖，通过生机饮食去补充碳水化合物与纤维素，是好的饮食选择。

- 即使补充天然调理素和机能性食品，也别忘了保持均衡。

练习 24　要吃饭，就专心吃饭

面对饮食，其实有一个理念比"饮食金字塔"还更重要。我在这里，将这个理念当作我们的练习。

这个练习，也就是放慢进食的速度，采用这个练习的标题——要吃饭，就专心吃饭。这句话，其实含着几个步骤。过去，我在《真原医》通过各式各样的机会，都把它们带出来。

首先，是做一个感恩的功课。

感恩，本身就带来祝福。祝福饮食，祝福自己和周遭的人健康。通过感恩，我们最多也只是让自己在开饭前几秒钟，在心里做一个最诚恳的顶礼。

我们可以在心中合掌，感谢大地滋养的饮食，感谢农夫和带来饮食的人，感谢眼前这么丰盛的食物，感谢厨师费心处理，感谢饮食提供的营养，感谢食物所带来的活力和健康。感谢周遭的人，让我刚刚好来到这里现在，享用这里的饮食。

感谢天，感谢地，感谢一切。

接下来，也就试着一口一口把饮食送进嘴里。每一口，都是小小口。每一口，都慢慢地嚼，再嚼。直到口中的食物几乎化成液体，再吞咽下去。试试看，吃饭的步调可不可以慢到一个地步，而竟然让我们感觉到是在享受饮食，而不只是快速地将食物吞下去。

如果习惯了，以前也许不到 5 分钟就吃完一餐，现在可以花几十分钟慢条斯理享受饮食。也就那么简单，让牙齿和唾液充分发挥帮助消化的功能。

将我们的心思集中在饮食——要吃饭，就好好吃饭，不要忙着做吃饭以

外的事情。我们观察自己和身边的人，自
然会发现几乎每个人吃饭时还在听音乐、
看电视、滑手机，看屏幕，甚至还可能要
回信息、处理事或是舍不得不和别人互动。
也就这样，注意力很少完全集中在眼前的
饮食上。

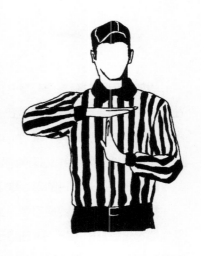

　　真正需要的是，反过来，把吃饭的时
间当作一个暂停的空当（time-out），完
全把时间交给自己，而自己就在认真地吃
饭。假如想要做点什么，最多也只是重复
感恩的功课，和饮食对话。

　　这样，我们才可以体会到什么是合一。首先，是和饮食合一，接下来发
现整个生命都可以体会到合一。仔细想想，我们一天到晚都在忙，难道就连
吃饭的时间，还舍不得留给自己？还要交给别人、别的东西或别的事？只要
我们想想，就知道，吃饭时不需要那么紧绷。没有任何一件事有绝对的重要
性，值得我们认真到一个地步，让我们一天下来，连留给自己一两个小时都
舍不得。

　　假如你能将这几句话变得理所当然，或不知不觉变成生活自然的一部分，
那么，我也只能恭喜你。你的体质、生命价值和心，一切都在转变。也只有
这样，饮食才可能像古人讲的，可以成为药。好睡，也就是一个必然的结果。

练习 25　采用彩虹的饮食

假如我们随时有感恩心,对样样都感恩,我们自然会发现饮食是活的——在某一个层面,可以跟我们达到一种共振,更不用说沟通或互动。我们也自然会发现,其实身体会告诉我们该吃什么。我们好像天生就有这个本领,可以为身体挑选出既新鲜又是刚刚好需要的饮食。

这就是我过去所讲的彩虹饮食的观念。

我们看可不可以养成习惯,至少一星期一次,自己到超市或市场,尤其是当地农夫经营的市场,挑选自己想吃的东西。想吃的,也许是我们脑海里本来就知道,或是到市场才有了灵感。一样的,都是我们需要的。

这么做,我们也会发现身体自然讲究彩虹饮食的观念。面对食物,我们本来就喜欢丰富的色彩,各种不同的口感。这种挑选的过程,自然也就是"清醒地吃"(conscious eating)的一部分。接下来,做菜、吃饭,也自然延伸感恩的练习。

我们挑选食物,已经是清醒而带着感恩,一直到准备食物、用餐都可以做感恩的功课。感恩,也就从我们心里浮出来,落到生活中。

一个人随时活出感恩,心中样样的对立其实可以到一个最小的地步。这样,也就发现一天下来过得都很顺,倒没有什么大的阻碍。到了该睡的时间,也就自然睡了,而不会再把睡眠当作一个问题。

02

运动，和睡眠有什么关系？

　　我过去常跟朋友分享，要面对睡眠，其实就是要面对我们的代谢。也就是说，代谢正常，睡眠的质量自然会好。

　　我提的代谢，一方面是刺激肌肉生长，帮助我们减缓退化的速度，而恢复年轻时代谢的状况，也就是前面提过的同化作用。我们年轻时，比较容易累积肌肉。年纪大了，就尽量不要让肌肉消失。

　　然而，代谢的另一方面，也包括净化——随时将代谢的产物排放出去，而让身体得到清洁。这样，我们在细胞的层次随时可以充电，而焕然一新。

　　要把身体各个角落的代谢产物排放出去，除了经过血液，还必须通过淋巴和细胞，以及细胞之间的交流。我过去时常提醒朋友，细胞里的水再加上淋巴，液体量远远大于血液的量，甚至可能是 5 倍到 6 倍多。然而，我们没有另外一个机制来推动身体内的水。要让身体能够全面循环，甚至让细胞也净化、活化起来，非要靠运动来辅助不可。（不过，头脑的净化是完全相反，是靠不动的休息，尤其深睡，通过脑部的胶淋巴系统把废物排出来。）

　　考虑到前面两点，我过去才会不断跟大家分享运动的重要性，而且主张分成有氧、健身、拉伸这 3 个主要的部分来进行。就我个人几十年的体验和观察，这 3 个主要的部分一个都不能少。而且，年纪愈大，愈是需要。

时常也有朋友跟我分享，说他自己太忙，没时间运动。我的回答也只是"正是你忙到没有时间，反而更需要运动。"

这句话，表面听起来是充满了悖论。然而，这么说，是考虑到我们在忙碌当中，除了运动，没有机会让代谢的产物可以归零。运动，是最有效率的归零的方法。也许哪一天会有人发现其他更有效率的方式，但是我目前还没有看到。

为了这些忙碌朋友的需求，我合并有氧和健身两者的优点，让运动量集中在身体大的部位。肩膀、手臂和大腿，大概占了我们肌肉量的70%。集中在这些部位运动，可以达到效率的要求——同时健身，又达到有氧的效果。

有氧，最多也只是让心脏循环加快。而健身，是让肌肉对抗重力，而可以维持。要不然，人到了三十几岁，男女都一样，肌肉开始不断消失，而被脂肪取代。

拉伸，则是让僵化的关节放松。我过去在各式各样场合带出最彻底的拉伸，也就是采用螺旋的原理，通过反转、反复的动作，将我们身体多年来累积的习气做一个彻底的转变。比如我们习惯往前缩，久了就驼背或固定在一个不正常的姿势。我多年来发现，只有通过螺旋的运动，而且是反复的螺旋运动，我们才可以让身体年轻化，而把过去的姿势找回来。

这种拉伸的运动不需要激烈，我过去也带出螺旋舞，不光是可以柔和地彻底拉伸，而且带着美感，还能跟音乐配合。许多朋友做完都会上瘾，认为可以达到彻底的放松。

好睡：新的睡眠科学与医学

无论快速的运动还是慢慢地动，我们都可以观察到，通过前面讲的反转螺旋的原理，可以把落在关节每一层的结都打开。简单讲，只要我们仔细观察，全部的宇宙和世界，包括我们所看到的组织（不光是有生命的组织）和任何架构，都含着螺旋的形状。包括我们的身体，每一个角落都是螺旋。

我们一般没有想过，这是靠着一种"肌筋膜"组织，包住全身的肌肉，而筋膜本身是含着各种方向的螺旋。筋膜的走向和弹性也影响到每一个骨骼和关节。我常开玩笑，筋膜组织本身就像一个生态圈，像是从头到脚用一个大的细胞，将我们全身包起来。

要放松筋膜，不可能不采用反转螺旋的方向。这一点，我在过去的作品，都已经做过详细的说明，希望我们有机会都可以好好研究，而将这个观念落实在生活。筋膜放松，不光影响睡眠，还可以影响一天的生活品质。我们许多身心的障碍，也自然可以打开。

此外，我们也都记得小时候跳绳，自然会让心情放开来，有一个提升精神的作用。我们一天下来，动作多半都是横向的移动，很少有纵向的动作。通过跳绳，或是各种跳跃的动作，不光可以当作有氧运动，还可以直接刺激脊椎，为包括脑的整个神经系统带来一种类似按摩的效果。

当然，也有很多朋友喜欢在室内运用弹跳床、平衡球或其他辅助设备来做类似的运动。通过弹性的缓冲，可以减少对关节的冲击。只要做，就会发现，这种不会受伤的跳跃动作，反而能轻轻松松带动全身振动的作用。

我们要记得，身体哪一个部位不舒服或气脉不通，所影响的，不光是睡眠，还包括对我们的工作效率、对事情的看法、对人生的判断都有影响，而且都是负面的影响。

回到睡眠，假如一天下来，我们没有让肌肉运动，没有让代谢加快再慢下来休息，自然也会发现很难好睡。总是有哪一个部位不对劲，或头脑感觉堵塞，而没办法得到睡眠。

古人会说运动（尤其是螺旋的运动、螺旋的拉伸），最容易将气脉打通。气脉打通，一个人自然没有念头。睡眠，是靠完全失掉念头，才可以睡着。有念头，是睡不着的。这一点，我相信每个人都有亲身的体会。

大多数人只是没想过，念头和气脉打通有什么关系。我通过"全部生命系列"不断在强调，念头本身是靠差异或摩擦而有的。我们心中有一个差异或分别，而通过语言或念头把差异和分别反映出来。如果一个人是完全的放松、完全的舒畅，也就是说全部气脉都打通，是不可能有念头的。没有念头，我们也不知不觉进入睡眠的状态。

运动和姿势的调整，就是这么重要的角色。

▬ 有用的几个重点：

- 运动，不光帮助身体恢复年轻时的同化作用，刺激肌肉生长，减缓退化，更可以帮助身体清理废物。

- 运动，是让身心归零最好的方法。愈是没有时间的人，愈是需要运动。年纪愈大，也愈需要运动带来的好处。

- 运动，可以分成3大部分——有氧、健身和拉伸。这3个，其实都重要。

- 通过集中在胸部、手臂、大腿的有氧和健身活动，是加快心血管循环、维持甚至增加肌肉最有效率的方法。

- 通过彻底的螺旋拉伸，不光矫正我们过度内缩的姿势，还帮助筋膜放松，让气脉全部打通。气脉放松，念头降下来，一个人也就容易进入睡眠。

跳绳和跳的运动，很容易就可以把心情打开，对全身带来一种纵向的共振。

练习 26　行住坐卧，随时可以反转

能体会到运动的重要性，是这个练习的关键。

我要再一次提醒，运动可以分成三个部分：有氧、健身和拉伸。

好睡结构调整运动

只要养成习惯，这三方面的运动都很容易，而可以与日常生活结合。比如说，我们在快走的时候，自然可以让手做一个往外反转的姿势。也就是**在走路的时候，把手往外打开**。当然，这只是一个实例，还有其他部位的运动可以进行。我相信，你也需要花一点时间来熟练每一种运动。

重点是，运动时，我们可以用很放松的心情来面对，不需要把自己绷得很紧，弄得很紧张，或非用什么器材不可。一个人只要放松心情，运动本来是很享受的事。不光不是负担，甚至可以帮助我们打开身体的结，舒缓酸痛，释放心里的压力。

当然，这种动作，也可以延伸到白天的日常作业里。**坐的时候，手，不光可以反转摆到大腿上，也可以摆到桌上**。仔细观察这个动作，手心不光朝上，也是向外扭转的。

甚至，就像我一开始所说的，连走路都可以这么做。这种运动，本身也是一种静坐，是动态的静坐。

前面谈到姿势，谈到反转，即使用一整本书，都不可能完整表达它的重要性。人体本来就有一个架构，随时把我们撑住。然而，几乎没有一个人的骨架是标准的。我们仔细观察自己，就可以看出不是往右歪，就是往左斜，

好睡：新的睡眠科学与医学

也可能有驼背或弯腰。

结构的倾斜，有些是出生时在产道受到挤压而留下的伤害。然而，最普遍的原因，还是随着我们年纪增大，随时受到重力的作用，再加上身体紧张，将原本微小的弯曲扩大。

姿势不正确，我们自然随时有一个压力累积在身体里。虽然身体有自己疗愈的机制，脊椎也会不断地通过上下或左右的代偿，让我们还挺得住，撑得过去。但是，对身体内脏的挤压，是一点一滴在累积的。等到有一天撑不住了，症状也就出来。

姿势不正确，睡眠也不会好，让我们没办法通过一个晚上的休息，取消累积在骨架上的压力。要随时帮助身体回到最舒畅的状态，一样地，又是靠反转螺旋的姿势，也就把最原始的健康状态找回来了。

在这里，由于篇幅有限，我先介绍几个和睡眠相关的姿势。

躺在床上，我们可以很轻松地，从头顶到脚，把自己当作一团果冻，往两旁轻松地抖动。再进一步熟练了，还可以把手张开，用不同角度举起来，再重复一次身体的抖动或摆动，效果会更彻底。

无论睡前还是刚睡醒，都可以做这个运动。它不光会影响到我们的睡眠质量，还可以影响到我们一天下来身心的均衡。

不要小看这个简单的运动，我们仔细观察，人体本来是三维的立体架构，把自己摊平躺在床上，也就从三维的立体落到二维的平面。身体各个方向的力都落在一个二维的平面上。我们虽然只是轻松地拉伸和摆动，全部的力量都可以稳当地落在身体每一个脊椎和其他的关节。

虽然这个动作不是反转的螺旋，还是可以带来相当大的效果。我希望你先做，让自己有点信心。

我们其实可以很容易体会到什么是反转的螺旋。我常跟朋友分享，每一个人，只要年纪大了，多少都有五十肩的症状。现代人过度依赖手来运作，而且绝大多数都是精细的小动作，像是随时在用计算机、手机和其他工具。长期下来，关节难免会疲劳，甚至僵硬。

一般有驼背的朋友，除了颈部，也就是从肩关节开始退化。这一点，我们可以利用睡眠的机会来修正。

长期驼背的朋友，躺下来的时候，可以在两个手肘下方垫一个小枕头，让双手手心朝上，手臂也就自然向外扭转。刚开始，可能不习惯这么睡，甚至可能觉得不舒服。但是，只要做下去，相信你自然会发现，就这么简单的姿势，效果可能比你所想的远远要大。不光影响到夜里的梦或睡眠的质量，也会让我们早上起来感觉肩膀是放松的。

这么简单的回转的动作，就好像我们对生命带来一个回头走的整顿。我们自然活化过去的记忆，让身体得到疗愈，在结构上减缓退化的速度。

当然，这类动作可以有许多变化，我在这里不可能一一列举和示范，还是希望你自己能深入研究。这些运动和姿势对睡眠是关键，也是让我们身心合一最好的方法。

要记得，身心不合一，睡眠不好最多也只是结果。反过来，身心合一，不用担心睡眠，睡眠自然会好。就是睡不着，也不用烦恼。

03

睡不着，该吃药吗？

读到这里，你也可能发现，其实，我们有很多选项来帮助我们得到睡眠。古人有许多相当好的方法。然而，现代的药物，也可以是一个选择。

很多朋友会问我类似的问题——该不该用西药来解决身体的状况，包括失眠？身为医师，我希望能用一个中立而务实的角度来看这种主题。从我的观点，样样都好，样样都可以解决问题。有时候，该用药，就用。但是，最好只是短期使用。针对这一点，我接下来会再做说明。

其实，安眠药，也不完全是现代人的专利。古人睡不着，一样会使用一些能助眠的方剂，例如前面提过的鸦片，或者酒精，甚至一起使用。当然，这种做法风险很高，剂量也不容易掌握。不是毒性太大，就是效果不好，有很明显的副作用。

1864 年，德国化学家拜尔（Adolf von Baeyer），合成第一个巴比妥酸（barbituric acid）。一直到 1903 年，另外两位德国科学家发现巴比妥（barbital）这种衍生物可以让狗入睡，才有了后来的巴比妥盐类安眠药（barbiturates）。

巴比妥盐的发明，可以说是当年很大的突破，解决了相当多人的问题。

不过，巴比妥盐在使用的时候要格外小心。它发挥效果的剂量，和让人死亡的剂量是很接近的。因安眠药过量而意外死亡的案例，在这个年代特别常见。

许多长期失眠的朋友，都同时有抑郁的问题，然而巴比妥盐会让有抑郁症的人产生严重的副作用。它影响做梦的周期，而可能恶化抑郁，甚至带来自杀的念头。此外，巴比妥盐也会产生依赖性。

科技的发展，自然会想要在物质层面不断改进，留住帮助睡眠的效果，消除不想要的副作用。20世纪50年代后，新的安眠药陆陆续续被研发出来，短短几十年，已有多个苯二氮平药物（benzodiazepine, BZD）被研发出来。这种药，和巴比妥盐相比，比较没有致命的危险，但还是有成瘾性。接着，近十几年来又有更新一代的安眠药（non-BZD）研发出来。此外，一些其他辅助睡眠的药物，例如抗组织胺和一些治疗抑郁症的药物，也会拿来治疗某些类型的患者。

我这几十年自然注意到一波波的新安眠药出来，都不断在改进，副作用也在减少。当然，对安眠药的使用，一直有相当多的辩论。甚至有研究指出，安眠药延长睡眠的效果，可能不像我们想象的那么长。而且，药物只要长期使用，都会有副作用。我们查文献，都可以看到许多案例。不过，每个人体质不同，对药物的适应程度和副作用的反应其实都是不一样的，倒不需要一味去排斥。

虽然药物一定有副作用，但我站在医疗的角度，认为最重要的还是——究竟这种做法是不是真的对自己有帮助？无论西药还是其他方法，都有各自的优势和短处。我会建议失眠的朋友要保持开放的态度，充分考虑利弊得失再做决定。用药，只要好处大于坏处，也可以是一种选择。

如果有天然的方法可以解决失眠的问题，当然也可以考虑采用。举例来说，呼吸的练习，睡前的静坐，都是我们已经知道可以帮助一个人

好睡：新的睡眠科学与医学

入睡的方法。此外，我们也可以通过市面上用来助眠的天然物质来着手。例如有一些成分能够代谢成 γ - 氨基丁酸（γ-Aminobutyric acid, GABA）这种让头脑的兴奋程度降下来的物质，帮助我们放松，让头脑安定；或是直接补充脑部在深睡时会分泌的褪黑激素，去启动一个人的睡眠。也或者是采用能够镇定、抗焦虑、安定心神的天然本草，例如欧洲人在花茶里常用的缬草、洋甘菊，或中药常用的酸枣仁。

然而，只要是物质层面的摄取，重点还是在于均衡。什么的均衡？其实是要亲身体会这个方法，是不是能够帮助身心回复平衡。别忘了，只要是物质的使用，都一样是过犹不及，太多或太少都无法帮助身体恢复平衡。

我的看法是，无论草药还是西药，都一样只是短暂的作用，并不适合长期采用。不光是草药，甚至连鸦片和酒精，最多只是帮我们争取在很短的时间，进入睡眠。用得多了，副作用都会浮出来。坦白讲，一样没办法带来长期的解答。毕竟，长远来看，我们还是要靠自己带来体质或身心彻底的转变，才可以从根源解决问题。

我会等到这个时候，才把西药的主题带出来，可能比你期待的晚得多。这一安排，其实反映了我个人的观察——失眠本身并不是一种疾病，最多只是反映我们身心的不均衡。这一点，你已经发现是我不断在这本书重复的主题。

这是我几十年来，从自己的观察，切切实实所得出的结论。我才会认为任何短期的解决方案，包括西药，都可以采用。但是，要记得，这些方法最多是帮我们"买"时间。我们还是要在各层面做一个深刻的反省，来面对身心不均衡的状态。

就我个人的角度来看，中医和西医，无论面对疾病还是任何身心状况，都没有冲突。这两种医学，本来都是想帮助人解决问题，本来就可以合一。中医和西医根本没有矛盾。矛盾，最多还是我们的误解，也只是头脑化出来的。

再回到一开头所提到的"该不该用药"，我一直认为，如果失眠的问题已经影响到白天的睡眠和工作，当然可以用，只是要尽量短期使用。而且，华人的体质和西方人不同，只要这些药物影响的是人体基本的运作，都必须考虑到遗传体质的差异。别忘了，这些药物都是在西方研发出来的，而参与临床试验的受试者都是以西方人为主。华人在使用时，在剂量和副作用方面，要特别谨慎。然而，只要有效，任何方法都是好方法。特别是西医的方法是数不完的，现代社会才会这么的发达，我们没有道理特别去排斥。

人类是多层面的组合，我们除了身体，还有情绪、心理的层面。每一个人适合用什么药、采用哪一种治疗方式，其实都不同。站在这个层面，一个人要自己多尝试，多研究，才可以得到最好的结果。

▀▀ 有用的几个重点：

- ▪关于该不该使用药物，最重要的还是——对自己究竟有没有帮助？

- ▪无论面对药物还是睡眠，重点都是理解身心的失衡，而愿意恢复均衡。

- ▪每个人体质不同，对药物或任何措施的反应与副作用都不一样，应该很务实地去理解自己的反应，再选择最适合自己、最少副作用的方法。

　　　　　　　　　　　　　　　好睡：新的睡眠科学与医学

04
还有什么方法可以更好睡？

前面谈到姿势的重要性，相信你也老早就发现，每个人睡觉都有一个偏爱的姿势。对一般人，仰睡可能会比较放松，有些人，则可能是左侧睡或右侧睡比较自在。一样的，这一点，也值得我们自己好好实验。

当然，从生理科学的角度，也已经有科学家指出来，比起仰睡或俯睡，侧睡更能帮助脑部清理白天留下来的代谢废物（例如第二篇第六章提过的 β- 淀粉样蛋白）。另外，从心血管系统的角度来看，你可能没有注意过，主动脉在离开心脏之后，是通过一个大左转进入身体的。从这一点来看，左侧睡或许更好些，毕竟这么躺，血液从心脏打入主动脉的走向和重力的作用是一致的。

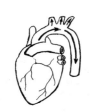

站立时

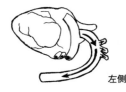

左侧睡

从消化系统来看，左侧睡或许也比较能够避免胃食道逆流。毕竟，就像这张图所画的，

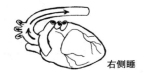

右侧睡

这个方向要让胃里的东西回流到食道去，难度是比较大。

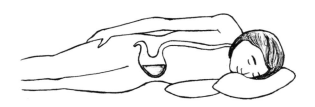

然而，从气脉和能量的角度来看，右侧睡对身体也有好处。前面介绍鼻孔交替呼吸法的时候也提过，右侧睡，右鼻孔容易塞住，而让我们主要通过左鼻孔呼吸。这时，从气脉的角度来说，是有助于活化左脉（*ida*，月脉的能量）而引发身体放松和镇静的效果。反过来，左侧睡，右鼻孔比较透气，偏重右脉（*pingala*，日脉）的运作，让人清醒而有好精神，反而影响到睡眠。在体内流动的右脉和左脉能量，有时候也被人拿来模拟成交感神经系统和副交感神经系统的作用。一个让人紧绷，而另一个让人放松。这种说法，也值得参考。

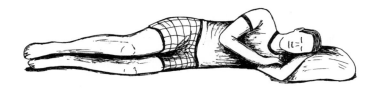

我们大概都没想过，光是讲究左侧睡或右侧睡，竟然会影响到心血管、消化和气脉或神经系统的作用。虽然我们不能做出哪一侧睡觉一定比较好的结论，然而，好消息是，无论往哪一侧睡，都有它的好处。

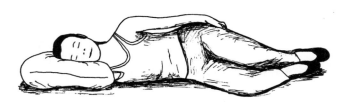

我通常不会推荐具体的睡眠姿势，毕竟，比较重要的是，一个人用自己习惯的姿势来放松地睡觉，倒不需要勉强更改成某一种姿势。太过刻意，造成心理的负担，反而不利于睡眠。其实，大多数人在睡眠中也自然会变更姿势，也是在配合生理的需要。

　　不过，现代人的脊椎多少都有异常，对于脊椎尤其颈椎受伤的朋友，就要特别注意睡觉时有没有足够的支撑，让脊椎最轻松而不会局部受力。这一点，当然不能忽略枕头的作用。只要留意，你就会发现市面上有各式各样的枕头，每个都有各自的诉求。

　　有些人喜欢高的枕头，甚至需要用到两个枕头才觉得足够支撑颈部的弯度。有些人喜欢硬质、方形或中间有沟槽的枕头。无论什么枕头，主要是配合我们的头形，符合颈部自然的弯度，提供足够的支撑，让颈部充分得到休息。只要适合，就应该采用。睡觉的时候，不光是头要得到支撑，尤其颈椎和头部与肩膀相接的地方更是需要支持。

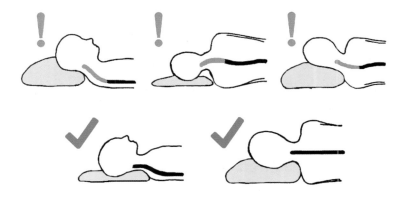

　　我们白天都习惯往前窝着，颈部已经过度承受头部的重量而不自然地往前倾。多年来，我会建议大家要不在颈下垫一个小枕头作为颈椎的支撑，要不就选择中间有沟槽的枕头来安置头部，而在靠近肩膀处突起来支撑脖子。此外，有些枕头的材质有流动性（例如古人用米粒、绿豆，或近代的微粒材质）也就能够随着头部落在上面的压力改变形状，而自然填满颈部下方的空间。

讲到用枕头来支撑颈椎，也可能有些朋友会发现，睡觉时在膝盖后摆一个小枕头或厚毛巾，也一样可以帮助稳定骨盆和腰椎自然的弯度，而让腰部得到支持，在睡眠时能够放松。

其实，并没有一种每个人都适用的万用枕头。最多是我们懂了这个原理，多尝试几种枕头，自然会发现差异。过去，也许睡了一整晚，醒来还是觉得不舒服，甚至夜里还做噩梦。现在，可能突然发现可以睡得比较沉，比较香。

床垫，也是一样。我们也许已经发现，年纪愈大，可能更喜欢偏硬的床垫，就好像需要床垫来帮忙撑住脊椎。有些人特别要考虑腰椎的负荷，而其实适合睡在偏硬的床。这一点，要每一个人亲自去研究，去体会自己的姿势和脊椎的状况，在床垫和枕头上睡过一夜之后是舒服或不舒服。

毕竟，什么叫偏硬或偏软，完全是个人的偏好。一样的，也没有什么标准。最主要是符合你过去的习惯以及现在身体的状况。这一点还是要亲自去尝试，倒不是由谁去指定哪一种比较好。

比较重要的，反而是前面已经讲过的，将卧室完全当作睡觉的空间，不要把床兼作其他的用途。简单讲，床就是为了睡觉，没有其他目的。这样，我们只要碰到床，自然联想到睡眠。

睡觉时，让卧室保持完全黑暗，记得关掉电子产品。此外，一般情况下，室温愈低，可能让你睡得更熟。然而，一样的，每个人适应的范围不同，并没有统一的标准。这些建议，如果你还记得，都是我在介绍日周期和睡眠时提过的。

为了建立一个放松的环境，我过去也会建议使用精油。用法可以是将香气通过扩香仪或扩香球扩散到房间里，或在鼻尖轻轻抹一下，就是这么简单。

精油，是通过嗅觉，让脑部的嗅球得到刺激。我过去也分享过，嗅觉是五官中最直接、最快通往脑部的感官。最多是通过嗅觉神经的转达，一步就连到脑部嗅球。信息从鼻子，只经过一个神经，就可以直接抵达脑部。

不只如此，嗅觉还会带出一些过去的记忆。也许是小时候的回忆，也有些是无法解释的画面，而让某些人会称为前世。通过精油的香气，这些记忆通常都会令人愉快。也许是让人想起小时候母亲煮的饭菜，或花园里泥土和草叶的芬芳，自然让我们放松，而想停留在这个状态。

针对这一点，你也可以自己实验看看。不光是选用适合的精油，而是把这件事当作一个特殊的仪式，只在卧室，只在睡眠时使用，不要在别的地方也用。这样，一闻到精油的味道，一看到床，也就自然联想到睡眠。

最后，要记得，无论采用精油还是其他放松的方法，都配合感恩的练习。

比如说，我们闻到精油的香味，看心中可不可以浮出这两个字——谢谢！或是我通过"全部生命系列"不断采用的 I-Am"我—在""我—是"。闻着精油的芳香，将这些话当作咒语，在头脑里不断地重复。

你可能还记得，"I Am."这句话在《圣经》里出现过。我们不断在心里默念 I-Am，配合呼吸的韵律，在吸气时默念 I，在吐气时默念 Am。也可以默念"我—在"，一样也是配合呼吸。我们做这个练习，也就是在提醒自己看这个世界，一切都是完美，都是圆满，都是安静。

面对睡眠，有念头，有烦恼，闻到精油的香气时，只要可以想到 I-Am，或做感恩的练习，也就会发现它是消解烦恼最好的方法。假如将 I-Am 或"我—在"两个字和呼吸结合，自然能够守住五官的作用。

通过精油的练习，我们不光是回想起过去好的经验与回忆，更重要的是，想起自己真正是谁。真正的自己，远比我们想象的更大，更完美，倒不受到这个身体所带来的局限或制约。

既然是那么好用的练习，你也许会想问，为什么我直到这里才将这个练习带出来？

坦白讲，《好睡》这本书一路谈下来，无论理论还是练习，都在准备你可以接受这几句话。假如我们"落在心"的基础不够稳，而心中随时有顾虑和烦恼，包括还在烦恼睡眠，那么，I–Am 这两个字也不会有什么作用，最多是另一个念头。

踏踏实实地通过运动、呼吸、饮食、观想，一步步走到现在，你会发现 I–Am 这句话自然会活起来，与我们合一。你能体会到是 I–Am 带着我们睡觉，带我们活出生命，带我们走出任何人间的困难。

这些观念，我认为比睡眠睡得好更重要。

━━ 有用的几个重点：

- 睡眠的环境，也是帮助我们入睡的一个环节。

- 左侧睡和右侧睡，从心血管、消化、自主神经的角度，都各有优点。最重要的，还是我们自己去体验适不适应。

- 让枕头和床垫为我们的身体带来好的支撑，自然减少对睡眠的干扰。

- 通过气味和环境的安排，我们可以为自己建立一个能够放松，而有利于睡眠的环境。

- 随时感恩，随时做 I–Am 的练习，一个人自然进入生命更深的层面，放松头脑的负担，也就自然走出睡眠或失眠的困扰。

05
让睡眠带着我们，走到意识转变的门口

你读到这里可能发现，我对于睡眠这个主题，除了修正失眠的影响之外，更重要的是把它当作一个意识转变的工具。

你可能会想问，什么叫意识转变？

我们的意识，本来就有不同的状态。可以依照白天清醒、夜里做梦来区分，另外，还有一个无梦深睡的状态。当然，从我们一般人的角度来看，夜里睡觉（无论有没有梦）最多是停留在一种不存在的状态，而会认为只有白天清醒的时候，我们才有一个真实好谈。然而，我通过"全部生命系列"想表达的是，其实这3种状态都是幻觉，包括白天清醒的状态也是虚幻的。讲得更透彻，其实夜里和白天都是梦，我们从来没有真正醒过来过，只是在白天以为自己是清醒的。

这里讲"幻觉"，最多也只是表达，这些状态都还是头脑通过五官所投射出来的印象。我们认为相当坚实的一切，其实最多只是信息，是通过我们的五官，才得到一个实体或坚固的印象。这些印象，本身倒没有一个自由存在的机制，而是要通过五官，才可以被反映出来，投射出来。

我们仔细观察任何东西，或者一一解析下去，到最后，会发现都是

空的，没有东西可谈。虽然这是物理学老早就有的观念，但是，我们通过每一天日常的经验，没有办法与这个观念做整合。举例来说，前一段话，其实我们也看得懂。但是，接下来，马上就把眼前的某样东西变成唯一的真实。

过去，每一个文化和宗教，对睡眠都特别感兴趣。从古人到现在，人类自然能体会到，睡眠带来的意识和白天的意识确实不同。比如说，古希腊人也会把睡眠比喻成死亡，这两种状态，人都是平躺着而失去意识。而希腊神话也把睡眠之神（Hypnos）和死神（Thanatos）当作双胞胎兄弟。

不过，东方的宗教，老早已经跨过这种矛盾，倒不像后来的希腊人在物质浅表的层面做文章。比如说早期古印度人口耳相传集结下来的《秘传奥义书》（Upanishads）——这种最古老的梵文经典，至少是公元前600年就有，也有人认为有近万年的历史。《秘传奥义书》描述了4种基本的意识状态：除了我在前面提到的醒着、做梦、深睡，还有第4个意识状态，是一种最原初的意识状态，过去称为 turiya。一个人通常要超越前3种意识状态，才能进入第4种意识。也就这样，从古印度人的角度，认为只有第4种意识才可以代表真实。其他3种都是幻觉。

佛教早在2600年前，释迦牟尼佛就把这些观念贯通。他把我们可以体验到的人生，无论醒还是睡，都当作一场梦（maya）来看。每个人也早晚都会从这场梦醒过来，而得到解脱，进入涅槃。

从这个角度来看，否定一切（netti netti）本身就是解脱最宝贵的工具。对释迦牟尼佛而言，不会认为去详细分析睡觉或清醒的个别状态有什么意义，一切都一样是头脑的产物，不值得在物质的层面去做种种说明。

他还进一步分享——这个解脱的状态是随时都有的。无论白天清醒、夜里睡觉、做梦还是不做梦，它随时存在。一个人醒过来，最多也只是突然知道，人间的所有状态，和自己的本性一点都不相关。这个本性老早在照明每一个瞬间，只是我们过去不知道。

是到后来，一部分佛教徒才用睡眠来比喻死亡，把梦当作中阴，甚至把从睡眠中醒来比喻成再次投胎转世。也就这样，给了睡眠不同的地位。后来的人也体会到，深睡比做梦更有价值。人在深睡中，可能体会到"明光心"（clear light mind）或说"本心"。这个状态，其实跟前面讲的 turiya 是一样的。是一种不受自己过去的念头、观点或想法所影响的意识阶段。所有的念头和想法，在白天，就像云遮蔽我们的觉，在夜晚，也像云一样变幻我们的梦。然而，梦只是短暂的存在，一到早上也就消失，和物质世界其实是一样的无常。

对回教的苏菲而言，我们无论睡着还是醒着，都在做梦。任何一切，只要在当下之外，都是梦，最多是过去记忆的念头，或对未来的想望。苏菲也一样地重视深睡，把这种状态称为 Lahut，也就是一种从梦中醒来的意识状态，回到自己的本质，带来一种稳定的欢喜，消失所有的痛苦、问题和困惑。

讲到苏菲，它是伊斯兰教的一种神秘或隐修教派（mystics）。每个宗教，包括天主教、基督教、佛教，其实都有类似的隐修教派。人数可能相当少，但每个宗教都有。mystics 虽然是从某一个主流宗教分支出来，但是通过个人的领悟，反而贯通了一些理念。这一点，不是通过阅读或钻研经典就可以得到的。

虽然 mystics 的起步可能是宗教留下来的文字。然而，最后个人的领悟，则是完全不靠文字。甚至，是文字表达不出来的。用我们现在的语言，可以说，这些少数的人是有开悟或顿悟（Self-Realization）。

然而，是领悟到什么？最多，是领悟到——没有东西可以领悟。最不可思议的领悟，是自己就是它。就是这个没办法领悟到的层面。这本身，就是意识，就是空，就是真实。

毕竟，一切可以表达或想出来的，都是头脑的产物。我们不可能用语言来表达这个领悟，最多是一再地否定人间可以看到的一切"真实"（包括睡眠、清醒这些状态）。到最后，没有办法表达的，才可以称为真实。

　　几千年来，每一个宗教都会出现这些少数人。他们自然可以体会到一个最原初的领悟，或是重新领会到当初创教的人的领悟，就像是得到了没有语言文字的传承。再进一步，通过他们个人的分享，将人间主要的几个宗教复兴起来。以华人文化来说，可以说老子、六祖都是这些少数人，后来也就开创道家和禅宗。

　　我通过"全部生命系列"，包括《好睡》，最多也只是在探讨生命最大的问题——我们这一生来，是为了做什么？我们到底是谁？

　　从我的角度，没有第二个题目比这个更重要。反过来，假如这一生有一个意义好谈的，这可能是唯一的意义。也就是让我们突然找回自己真正的身份，而从这场梦（无论醒着的梦，还是睡着的梦）醒过来。

　　我才会一开始就说，睡眠对我是一个意识转变的工具。确实，无梦的深睡是最宝贵的工具之一。只有通过这个状态，我们可以说——是活着，但又没有念头。无梦的深睡，本身含着一个很珍贵的解脱的钥匙。

　　回到我们眼前睡眠的主题，我希望你还是可以接受一些不同的观点，能够彻底做这里带出来的练习。不光是让睡眠转变，还可以让身心合一，打下基础，来体会我接下来想带出来的意识层面的观念。

　　假如可以让你轻松地把睡眠转变，而同时可以在心理层面建立一个稳定的基础，我认为我们写《好睡》的用意，也就得到了实现。

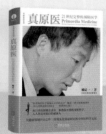
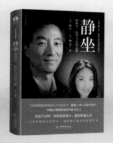
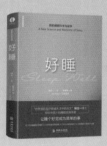
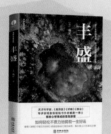
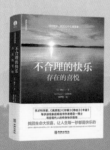
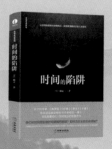
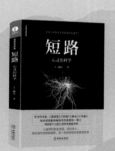